血流がすべて整う暮らし方

Harmonizing Blood Flow Through Lifestyle

漢方薬剤師
堀江昭佳
Akiyoshi Horie

サンマーク出版

はじめに

どうして病気が治るひとと、治らないひとがいるのだろう。
どうして妊娠するひとと、妊娠しないひとがいるのだろう。
どうしてうまくいくひとと、うまくいかないひとがいるのだろう。

たくさんの相談を受けながら、ぼくはとても不思議でした。
「ひとそれぞれ、条件や可能性が違うからでしょ」と思う方もいらっしゃるかもしれません。

しかし、絶対に大丈夫だろうと思うようなひとの病気が治らなかったり、可能性はほぼゼロだというような年齢の女性が自然妊娠されたりするといったことが、たくさんあります。

科学的なデータや確率、条件の問題だけだとはとてもいえません。

では、何が違うのでしょう。

治りたいという思いの強さが違うからでしょうか？

病気が治らなかったり、妊娠できなかったり、うまくいかなかったりするひとは、思いや願いが弱いのでしょうか？

これもまた違います。


この本を手に取られたあなたは、「病気を治したい」「妊娠したい」「人生うまくいきたい」などと思われているかもしれません。

誰しもが「順調にいきたい」と思っているはずです。

とくに、病気や妊娠については切実です。

みんなが心の底から「治りたい」「妊娠したい」と願っています。

しかも、単に願っているだけではなく、病院に通ったり、高額な治療を受けたり、サプリメントを飲んだり、生活を改善したり、といった具体的な行動をしているひとも非常に多いのです。

あなたもこれまでに何かを実行してみたにもかかわらず、体がいうことを聞いてくれなかった、治らなかった、うまくいかなかった……。そんな経験をされているかもしれません。

あのひとは、「これが効いた」と言っていたのに。
いつも元気そうなのに。
子どもを何人も授かっているのに。
仕事もプライベートも順調なのに。
どうして、わたしだけがうまくいかないんだろう。

そんな気持ちを抱えているかもしれません。
同じようなことをしているのに、うまくいくひとと、いかないひとがいる。
同じことをしているはずなのに、あのひとだけうまくいくなんて……。
ずるいですよね。
その違いをつくるのは何なのでしょうか？

もともと、うまくいくかどうかは決まっていて、その運命に従っているだけなのでしょうか？

それとも、うまくいくかどうかは単なる偶然でしかないのでしょうか？

できることなら、相談をお受けしている方全員に望む結果を手に入れてほしくて、どうしたらみんなに病気を治してもらえるのか、妊娠してもらえるのか、うまくいってもらえるのか、ずっと考えてきました。

ぼくは、これまで五万件を優に超えるさまざまな相談を、出雲大社の門前にある薬局でお受けしてきました。婦人科系を専門とする漢方薬剤師ですので、不妊症、子宮内膜症、生理痛、冷え症といった病気や症状の相談が多くあります。その一方で、がんなどの生死にかかわるような病気、うつやパニック障害のような心の病気、夫婦関係やパートナーシップといった男女の問題にもかかわってきました。

相談とひとことでいいますが、三分間で終わらせたり、ちょっと話を聞いたりしたという件数ではありません。初回にその方の背景や状況を一〜二時間かけてうかがったあとは、毎回三十分程度の時間で定期的に継続してお話を聞いていきます。

そのおつきあいは短い方でも数か月、長い方では数年にも及びます。

たくさんの方と深くかかわると、だんだんうまくいくひとの特徴が見えてきます。

その答えは、やっぱり「血流」にありました。


血流の状態を反映する体の声に耳を澄ますことだったのです。


うまくいくひとは、自分の体からの声をしっかりと聞いています。

うまくいかないひとは、自分の体からの声を無視してしまっている。

無視しているというよりは、聞こえなくなってしまっているのです。

疲れているのに無理をしたり、眠たいのに睡眠時間を削ったり……。

その結果、悪循環に陥っていきます。

疲れていたり、睡眠不足だったりしたら、判断力が下がります。ここでいう正しい判断とは、直感的なものです。直感とは動物的な勘で、頭で考えるのとは違うレベルでの答えです。

ひとは日々、深く考えることなく、「なんとなくこっちがいいな」という小さな選択を直感で積み重ねていきます。そしてその積み重ねが知らず知らずのうちに人生を形づくっていきます。

しかし、直感が正しく働かない状態では、この小さな選択の数々をことごとく間違えてしまうことになるのです。そして、間違えた選択を積み重ねた先には、明るい未来は待っていません。

いくら条件やデータが問題なくてもうまくいかないひとというのは、自分の体からの声を無視して、失敗する流れに自ら進んではまってしまっているのです。


体が疲れ、バランスを崩していては、よりよい判断はできません。

実際に、睡眠時間が不足した状態で車を運転するのは、酔っ払って運転するのと変わらないといわれていますが、まさにそれ。**疲れていたり、睡眠不足だったりで毎日の生活を送っているのは、自分の人生を酔っ払い運転しているような状態です。**

「何かうまくいかない」というのは、無意識のうちに人生に事故が起こりつづけているのと同じです。体の中の機能も酔っ払い運転状態だったら、当然、健康も守りにくくなってしまいます。

逆に、どんなに絶望的で状況が悪くても、体の声に耳を澄まして正しい判断ができるようになると、悩むことが少なくなっていきます。いつの間にか自然と、人生が整っていくのです。

多くのケースを見ていくうちに、この体の声には、心理学的、西洋医学的、東洋医学的な理由や背景がちゃんとあるということがわかってきました。

人生が整うのには、明確な理由があったのです。

漢方には、体があってこそ心がある、つまり体の状態を心が反映するという考え方があります。

そして同時に、全身をめぐる気血の流れである血流が「喜び」「怒り」「悲しみ」「恐れ」といったさまざまな心の動きの土台となっています。

誤解を恐れずにいえば、人間そのもの、人生そのものを血流が整えているのです。

実際にぼくのところに相談に来られる方々は、血流を増やすことで体を整えていきます。

すると、それに合わせて心の状態が整っていくのを強く実感します。表情が穏やかになり、言葉も前向きに変化していく様子は驚くほどです。

そしてまた、最新の脳科学や心理学の研究も同じ答えを指し示しています。体の状態で心の状態が左右されることが証明されてきているのです。

体の声に耳を澄ます。
そうすれば体が整い、心が整い、自然と「しあわせな流れ」に乗っていける。
心にある悩みも少しずつ軽く、楽になっていきます。

前向きに考えよう、いいことを考えようと努力をされている方も少なくありませんが、なかなかうまくいきません。なぜなら、マイナスに、ネガティブに考えてしまうのは、そうなる原因が自分の「心」ではなく「体」の中にあるからです。

血流が滞れば、心も停滞します。肉体の内なる原因を解消しない限り、考え方や心のあり方を変えるのはとても難しいことなのです。

逆にいえば、血流をよくしさえすれば、自然とよい方向に進んでいけるということ。

よい血流は、人生という流れをしあわせにします。

せっかく考え方を変えたり気づきを得たりしても、それを生かすことができなければ、あなたのせっかくの努力が無駄になってしまいます。

それは、あなたが悪いわけではありません。

まして、あなたの性格や人格に問題があるわけでもありません。

その考え方や傾向を生み出している「血流の状態」を解消していないだけなのです。

今の血流のコンディションが、あなたの心に影響しているだけです。

だから大丈夫、心配しないでください。

自分に自信がもてないのも、どうしてもネガティブなことばかり考えてしまうのも、忙しさから自分のことが置いてけぼりになっているのも……。

血流が悪くなっているサインです。


血流の流れは、人生の流れ。

血流を改善することで、人生の流れそのものを整えることができます。


ぼくの病気の治し方は、健康法という点から見れば非常識かもしれません。

なぜなら、病気が治ることや妊娠することをゴールにしていないからです。

治療をするうちに、病気がよくなったり、症状が改善したりするのはあたりまえだと思うのです。それだけではなく、自分の夢や目標が実現し、しあわせになっていく、人生そのものがよくなっていくのが本当の意味での治癒です。

なぜなら、病気や不調といった症状は、あなたの人生を悪くする原因ではないから。人生がうまくいっていない、方向が間違っているよというサイン、体からのＳＯＳの声にほかなりません。

病気や症状は、人生そのものがよくなった結果として消えていくのです。

では、具体的にどうしたら、血流をよくし、人生の流れをしあわせにしていけるのでしょうか？

その答えは、毎日の暮らし方にあります。一日の積み重ねが一か月になり、その積み重ねが一年になり、さらに人生を形づくる。

考えてみれば、当然のことかもしれません。

日々の暮らしの中で、自然と血流を整え、人生を整えていくのです。

漢方では、日々の暮らし方の知恵が数千年の昔から語り継がれています。

この本では、一日の過ごし方は、「子午流注《しごるちゆう》」という漢方の時間治療の考え方に基づき、いつ、どんなことをしたらいいかをまとめました。

一か月の過ごし方については、女性の月経周期に合わせて移り変わる心と体を整える方法を、基礎体温とホルモンリズム、そして漢方の「陰陽理論」に基づいてご紹介しています。

そして一年の過ごし方については、「二十四節気」に合わせた四季の変化のメカニズムを書き記し、その季節ごとの養生法をまとめました。

難しいことは書いていません。なるべく手軽にできること、かんたんに生活に取り入れられることを中心にご紹介しています。すべてを完璧にする必要も、縛られる必要もありません。

ただ、なんとなく過ごすよりも、そのとき、そのときにちょっと体に意識を向けてあげる。たったそれだけで血流は変化し、体も、そして心も少しずつ変わります。


暮らし方は、あなどれません。

現代の病気のほとんどは「生活習慣病」です。

日々の暮らしの積み重ねが病気をつくっているのです。病院での治療というと手術や投薬などが思い浮かびますが、治療指針の最初にあるのは、生活の改善です。

そして、病気を治すことは、実は対症療法にすぎません。自分の人生の流れをよくして、その結果、病気や症状が消えることこそ真の意味での「根本治療」です。

「長年悩んでいた病気が治りました！」

「四十八歳で赤ちゃんを授かりました」

「不妊で悩んでいたけれど、今では三人の子を自然妊娠し、母親としての自信があります」

「五十歳で運命のひとと出会いました」

「半年間、口も利かず、離婚寸前だった夫婦関係がラブラブになりました」

こういった喜びの声が、ぼくの薬局には毎日のように届きます。本当にみなさんうれしそうで、ぼくのほうがもっとしあわせをいただいている気持ちになります。

不妊に悩んでいた方から妊娠報告をいただいた数も、ここ数年は年間二百名を超え、二〇一八年は三百二十名となりました。累計では千六百名を超えました。着実にしあわせな流れに乗れるひとが増えていると感じます。

さまざまな不調に悩ませられたり、マイナスの感情に苦しめられたり……。いつも人生が悪い方向に、悪い方向に進んでしまっていた。もしそうだったとしても、あきらめないでください。そして、自分を責めないでください。

どうして、病気が治らないのだろう。
どうして、妊娠できないのだろう。
どうして、うまくいかないのだろう。

そんな問いを自分に投げかけるのはもう終わりにしましょう。

しあわせって、いろいろな形があります。大きな額のお金を稼いだり、仕事で目標をガンガン達成したり、それがしあわせだというひともいるでしょう。

でも、漢方相談のときに、「どんな自分になりたいですか？」と尋ねると、よくこんな答えが返ってきます。


穏やかでいたい。

ゆっくりと自分の時間を過ごしたい。

ていねいにごはんを作って食べたい。


いいなぁって思います。

ささやかなことかもしれないけれど、地に足がついているようで、しあわせの土台のようで、いいなと思うのです。

ぼくは、そんな穏やかで平和で愛情ある暮らしを求めるひとのためにこの本を書きました。

これまで、たくさんの方が笑顔になられるのを見てきました。
だからこそ、誰にでもできる方法だと確信しています。

さあ、ページを開いて、暮らし方から血流を整えていきましょう。
そして、人生を整えていきましょう。

血流がすべて整う暮らし方　目次

第二章

一日の流れは「睡眠」で整える

第三章

一か月の流れは「月のリズム」で整える

第四章 一年の流れは「四季のめぐり」で整える

装　丁／藤塚尚子（e to kumi）
DTP／山中　央
編集協力／株式会社ぷれす
編　集／黒川可奈子（サンマーク出版）

第一章

やっぱり血流がすべて解決する

いいことをするには「時機」がある

早寝早起きを心がけるようになった。

体を温める生活に挑戦してみた。

体にいいものを食べるようにしはじめた。


健康を手に入れるため、そして人生がうまくいくために何かを変えてみることは、とても大切です。

そんなときは、誰しもよくなることを期待します。

願いどおりに変われたら一番いいのですが、なぜだかうまくいかない。

せっかく努力しても失敗してしまったら、とても残念ですよね。

そこにはいろいろな理由がありますが、一つ大きな原因として「時機」があります。

時機というのは、タイミングのこと。

体を温めるのがいいからといって、真夏にむやみに温活をすれば、熱中症になりやすくなります。体にうるおいを与えるからといって、真冬にきゅうりやレタスをたくさん食べれば、冷え症がひどくなります。

ジョギングが健康にいいからといって、風邪をひいているときに走ったら悪化してしまうのと一緒です。いくら体にいいことでも、時機を間違えてしまえば効果が出ません。逆に、もっとも合った時機を選べば、何倍もの恩恵が得られます。

東洋の考え方の一つに「天人合一《てんじんごういつ》」があります。

天というのは、自然界や宇宙のこと。

人というのは、文字どおり人間のこと。

自然と人とを一体のものと考えて、人間の姿かたちや臓器や細胞の働き一つひとつが、自然の変化やリズムと対応しているとする考え方です。

朝と夜で、明るさや空気感が違うように。

夏と冬で、温度や日照時間が違うように。

自然界の様子は、時間や季節などによって変わっていきます。

それに対応して体の状態も変わるため、いつ、どんなことをするとよいのかも変わります。だからこそ努力を最大化するには、時機を知ることがとても大切なのです。

しかし、時機とはいっても今と昔の時間の感覚は異なります。

昔は時計もなく、太陽の高さや日の出や日没、あるいは四季折々の気温や天候の変化に人間が寄り添いながら暮らしていました。ところが現代では、時計やカレンダーに合わせているので、実際の自然の流れとは違った中で生活をしています。

そのずれが、体の不調を生んでいます。

自律神経のバランスを崩しやすかったり、季節ごとの変化に対応できなかったり、一度風邪をひくといつまでも治らなかったり……。自然界と生活とのミスマッチが、さまざまな不調を生み出す原因にもなってしまっているのです。


自分の生きる人生の時間を大切にしていくこと。それは取りも直さず、大きな自然界の中で生かされている自分というものの位置づけを知ることでもあります。

日々の暮らしの中で、置き去りにしてしまっていたことを取り戻す。たったそれだけで、さまざまなことがうまくいくようになります。自分がする「体にいいこと」

「心にいいこと」を何倍もの成果につなげられます。

自然の時間や四季折々の変化を取り入れて、時機に合わせた暮らしを送る。それによって、不調を改善し、病気を予防し、いろいろなことがうまくいく、しあわせな流れを手に入れていきましょう。

そして、その鍵《かぎ》になるのが、「血流」を整えること。この章では、なぜ不調の改善に血流がそれほど大事なのかを学んでいきましょう。

不調は体からのメッセージ

不調があるのはいやですか？
いやですよね。
あなたがそう感じるのと同じように、体もいやなのです。
不調は体があなたに対して「助けて」「ここだよ」と発しているＳＯＳそのもので

す。あなたに苦痛を与えたいために不調があるのではありません。

調子が悪かったら、いやな気持ちになってしまいますよね。体だってそう。

歩きすぎれば足が痛くなるように。

目を酷使すれば疲れ目になるように。

その体の部分がつらいから、いやだから、しんどいから声をあげています。

不調をそんなふうにとらえることで、自分自身に対するとらえ方もまったく変わってきます。**自分の体の声に、まず耳を澄ましてください。**

よく「心と体」という表現をしますが、東洋の思想で「身心一如《しんじんいちにょ》」といいます。肉体と精神は分けることができない一つのものの両面だという考え方です。

現代では「心身《しんしん》」と「心」を先に書くことが多いのですが、もともとは「身心」と「身」が先に来ていました。「まず体の形を整えてから、心のあり方を探求していく」という考え方が背景にあるからです。

歴史的に日本で最初にこの表現を使ったのは、鎌倉時代のお坊さんで臨済宗をひらいた栄西《えいさい》や、曹洞宗の開祖である道元《どうげん》だという説があります。彼らの書物の中では、

「身心」と「身」が先になっているようです。

そして、この古くからの考え方は、最新の脳科学でそのとおりだと証明されつつあります。研究が進むにつれて、肉体の感覚こそが脳機能の土台だという考え方になってきているのです。

「ぼく」とか「わたし」という表現をする場合、ほとんど精神のことだけを指しているかもしれません。でも、その背景には必ず肉体が控えています。心というものは、ぷかぷかと空中を漂っているわけではなく、体とともにあるからです。

肉体と精神の複合体が自分という存在です。

人間の命の始まりから考えてみましょう。

精子と卵子が出会って受精卵になりますが、受精卵というのはたった一個の細胞からできていて、ここにはすでに一人の人間としてのすべてが詰まっています。他のどこから情報を与えられるわけでもなく、一つの細胞が二つの細胞へ、二つの細胞が四つの細胞へ、そしてさらにたくさんの細胞へと増え、赤ちゃんへと育っていきます。

さて、いったいどの段階で心が生まれるのでしょうか？

脳ができたときでしょうか？

心臓ができたときでしょうか？

お母さんの子宮に着床したときでしょうか？

それとも、精子と卵子が出会って受精したときでしょうか？


わかりません。本当のところは誰にもわかりません。

ただ、体と心が一つであるからこそ、人間としてのすべてが詰まった最初のたった一個の受精卵のときに、心の原型のようなものがある。そして、受精卵という一つの細胞が数十兆個の細胞の集まりになり、人間という一つの存在になります。

最初の一個の細胞に、体も心も人間の原点すべてがあるのなら、全身をつくる細胞一つひとつにも同じことがいえます。人間はその細胞がたくさん集まって共同して生きている連合体だからです。


病気になったら病院に行く、手術をする、薬を飲む……。たしかにそれらも一つの方法です。ただ、病気にならないに越したことはありませんし、自分自身の力で治せたら一番いいですよね。

その手助けとして体が出しているメッセージが「不調」なのです。

まず、自分の血流の状態を把握する

不調という体からのメッセージを聞き取るためには、自分自身の体の状況を把握しなくてはいけません。

不調を抱えたまま人生を進むのは、重荷を背負ってマラソンを走るようなものです。

でも、その重荷がどのくらいの重さなのか、なぜ背負っているのかを知れば、重荷は下ろすことができます。

どんな不調をどれくらい抱えているのか、そしてその原因は何なのか。

この二つの情報が欠かせないのです。

日々の不調というのは、毎日のことなので自分ではたいしたことはないと思ってしまいがちです。でも実際は、相当に重症だということも多くあります。

肩こり、疲れ、だるさ、眠気……。ありがちな症状のようですし、「ふだんから、こんなのあたりまえに感じているよ」と言われる方も多いのですが、これこそが著しく自分を傷つけているサインです。

ふだんから体の声に耳を澄ますようになると、直感的に自分の体調がわかるようになります。

「早めに休もう」「よく眠ろう」「今日はごはんは控えめにしよう」……。

そういったかんたんなことで不調を小さいうちに治し、元気でいることができるようになります。結果的に病気も防げます。

ぼくは漢方相談の際に、話を聞くだけでなく、必ずチェックシートを使って体質を確認します。そのことで状況をより的確に把握することができるからです。そして、同時に何が原因で不調が引き起こされているかもわかります。

状況と原因を「見える化」するといってもいいでしょう。目で見てわかるからこそ、誰でもどんな状況でも適切な対応ができるのです。

そして女性の相談をお受けする場合、ぼくは必ず「血」の状態をみるようにしています。漢方では、「女性の体は血が基本」という考え方があるからです。

「女性の力＝血」といっても過言ではないのです。

まずは自分の体の状況、とくに血の状態を把握してみましょう。

【気虚体質チェック】

□疲れやすい
□風邪をひきやすい
□足がむくみやすい
□トイレが近い
□よく息切れがする
□軟便、下痢がある
□冷え症
□声が小さい

□胃もたれしやすい
□満腹まで食べる
□新陳代謝が悪い
□朝食が欲しくない
□やる気が出ない
□決めたことが続けられない、すぐにあきらめてしまう
□舌の色が淡い、縁に歯型がついている

【血虚体質チェック】

□動悸《どうき》がする
□爪《つめ》が薄い、割れやすい
□物忘れが多い
□顔色が白い、ツヤがない
□乾燥肌、カサカサ
□生理不順

□抜け毛、白髪が多い
□貧血、立ちくらみがある
□かすみ目、疲れ目がある
□手足のしびれ、筋肉のけいれんがある
□眠れない、熟睡できない
□耳鳴りがある
□不安になりやすい
□自分に自信がもてない
□舌の色が淡い、舌を出すとプルプル震える

【気滞　瘀血《おけつ》体質チェック】

□口の中に苦い味がする
□下痢と便秘を繰り返す
□偏頭痛がよく起きる
□喉《のど》にものがつかえた感じがする

□生理前におなかや胸が張る
□ため息をよくつく
□シミ、そばかすが多い
□慢性的な肩こりや頭痛がある
□生理痛がひどい、塊がある
□顔や唇の色が暗い
□下肢の静脈瘤《りゅう》が目立つ
□ストレスに弱いと感じる
□イライラしやすい
□自分の感情がコントロールできない
□舌先が赤い、裏側に太い静脈が蛇行している

舌についてはわかりにくいので、ここで少し解説しておきましょう。

漢方では、舌は内臓や体質を映し出す鏡と考えられています。舌をみるだけでそのひとの体質をだいたい判断することができ、「舌診」という診断法にもなっています。

舌の状態は日々変化するので、体調を手軽に判断するのにも役立ちます。

「気虚」の舌は、大きめでぼてっとしていて、両サイドに歯型がついています。色は淡く、白っぽいことが多い。歯型は体調がよいと浅くなり、体調が悪い日や疲れているときは深くなります。

「血虚」の舌は、小さくやせています。舌がプルプルと震えて動きが止められない場合も多くあります。

ちなみに「気虚」と「血虚」は同時に起きることが多いのですが、舌をみてみるとよくわかります。舌の真ん中に線がまっすぐ入っているタイプは、「気血両虚」といって、「気虚」「血虚」をあわせてもっているひとに多く見られます。

「気滞　瘀血」の舌は、舌の両サイドや先端が赤くなっていたり、舌の裏の静脈がボコボコ浮かんでいたりします。また、舌の表面に黒っぽい斑点がついていたり、全体的に色が暗く紫がかっていたりします。


さて、それぞれの体質にいくつチェックがついたでしょうか？

三個以上あればその体質の傾向があると考えられます。五個以上あれば、すでにその体質になっている可能性が高いので、すぐに改善に取りかかる必要があります。とくに複数の体質でチェック項目が五個以上になっている場合は、要注意。

健康になって、本来の自分の力を取り戻す答えはここにあります。

不調の多さは、しあわせの伸びしろである

それぞれの体質の説明をする前に、大切なことをお伝えしておきます。不調だらけでチェックがたくさんついてしまったらダメだ、ということではありません。

その逆です。今よりよくなる可能性がたくさんあるということです。

それだけ不調を抱えていたら、体も心もうまくいかないのも無理ありません。夢や目標を叶《かな》える力が損なわれてしまっているから、思いどおりにいかないだけです。

不調がたくさんあるというのは、それだけよくなることができるということなのです。

もしも、すべての手を打ち尽くし、他にはもう何もできないのだとしたら困ります。

でも、たくさんの不調があるということは、たくさん変えることができる、よくすることができるということ。

あなたがうまくいかなかったり、しあわせの流れに乗れなかったりするのは、人生を楽しく気持ちよく進んでいく力が傷つけられてしまっているからです。たくさんの不調が、あなたがもつ本来の力を傷つけている何よりの証拠なのです。


たくさんの不調は、しあわせの伸びしろにほかなりません。

だから大丈夫。心配しないで、自分を信じていいのです。

あなたは大きな可能性の塊です。

考えてみてください。今の不調がなくなったときの自分を。

想像してみてください。すっきりと軽やかな自分の体を。

それだけで、もうすでにいいことがたくさん起こりそうな気持ちになりませんか？

不調を抱えた体は人生の重荷になりますが、不調を解決した体は人生をよりよくする原動力になります。

チェックが多くつくのは、自分にそこまで負担をかけて、がんばってきたという勲章です。

もう十分です。

気力でがんばれたとしても、体のほうが悲鳴を上げてＳＯＳを出しています。そのことに気づいてあげてください。

自分の体をいたわることこそが、本当の意味で自分を大切にするということです。これまで無理を重ねて、がんばってきた自分をほめてあげてください。

そして、たくさんの項目にチェックがつくということは、あなたの不調やうまくいかない原因がはっきりしたということ。原因がわかれば、対応して解決できます。

何より、こうして不調に気づけたことが、すでにスタート地点に立ったということです。体の声に耳を傾けるだけで、ついたチェックは驚くほど減っていきます。

やっぱり血流がすべて解決する

そして、見えてきた不調を解決する鍵は、「血流」にほかなりません。

この血流の真の力を知るためには、西洋医学的な側面と漢方的な側面の両方からとらえる必要があります。

西洋医学的に血液は、全身を流れることで五つの大切な働きをしています。

①水分を保つ
②酸素、栄養、ホルモンを運ぶ
③老廃物、二酸化炭素を回収する
④体温を維持する
⑤免疫力によって体を守る

これらの働きができなくなれば、全身にある数十兆個の細胞一つひとつの活動もできなくなって、全身のあちこちで不調が起きるのは当然です。

心臓も、肝臓も、筋肉も、全身のあらゆる臓器や器官は、血液が届かないことには決して活動をすることができないのです。いかに血が人体の機能を支えているかがわかります。

加えて漢方では、

⑥精神活動を支える

という役割があります。

血は、精神活動の基本物質なのです。血が不足すると心の状態がものすごく悪化してしまうのは、心の活動が支えられなくなってしまうからです。

さらにもう一つ、漢方的に血流をみるうえで欠かせないことがあります。それは、血流は西洋医学でいうところの「血液の流れ」とは異なるということ。

漢方で「血流」といったときには、「血」の流れであると同時に、それは「気」の

流れをも意味しています。気というと、なんだかスピリチュアルな感じがしたり、胡《う》散《さん》臭いと思ったりする方もいらっしゃるかもしれません。

しかし、漢方の世界では日常的に、あたりまえに存在するものですし、何より治療において気を無視することは絶対にできません。ぼく自身も日々の漢方相談の中で、気を整えることがいかに大切かということを感じています。

気には大きく五つの働きがあります。

①動かす（推動作用）

心臓の拍動や肺の呼吸、消化器の消化など、体のさまざまな臓器を動かす働きです。血もこの作用によって動かされますし、心が動くのも気のエネルギーによるものです。

②温める（温煦《おんく》作用）

体を温めることで、それぞれの臓器を活発にする働きです。たとえば冷え症で、体をどんなに温めても冷えが治らないというひとは、気の温める力が不足していることが多くあります。そこにいるだけで場の空気を温めてくれるひともいますが、それは気の温める力が高いひとです。

③守る（防衛作用）

体にとって悪いものの侵入を防いだり、環境の変化から体を守ったりする働きです。気を補うと粘膜が強くなって花粉症のかゆみなどの症状が激減したり、寒冷じんましんを防いだりできます。悪意や邪気をはねのける力でもあります。

④固める（固摂《こせつ》作用）

体の中の大切なものが外に漏れ出ないようにする働きです。ホルモン剤を使ってもよくならない不正出血が、気を補うと一発でおさまることもよくあります。気が不足すると秘密も守れず、口が軽くなります。

⑤変換する（気化作用）

食事から栄養を取り出したり、気血をつくり出したりする力です。たくさん食べてもやせてしまう、トレーニングをがんばったりプロテインを飲んだりしても筋肉がつかないといったひとは、この変換する力が弱いのです。学んだ知識を生かして新しいアイデアを生み出すこと、ひらめきや発想力の根源でもあります。

漢方で「気」というのは、元気や新陳代謝のエネルギーのこと。形がなくて目には見えないものです。

それに対して「血」というのは、血液、栄養、ホルモンなどのすべてを含んでおり、目に見えるものを指しています。

気は「エネルギー」、血は「物質」と考えるとわかりやすいでしょう。

漢方では、「気は血をめぐらせる」「血は気を載せてめぐる」といいます。

気は血によって運ばれ、血は気のエネルギーのおかげで全身の隅々にまで流れることができます。血と気の働きはお互いに補い合っており、一緒になって流れるのが「血流」です。そして、この血流が全身の機能を維持しているのです。

血流が悪くなると、これらの働きすべてが悪くなります。そのため、さまざまな不調が引き起こされてしまいます。

体のことも、心のことも、そして運気やしあわせにまでも影響するのは、血流こそが人間そのものを支えてくれているからなのです。

誰でも体質を変えることができる

先ほどのチェックでは、この血流の状態から症状別に体質を判断しています。

- 「気虚体質」↓血流がつくれない
- 「血虚体質」↓血流が足りない
- 「気滞 瘀血体質」↓血流が流れない

漢方の世界では基本的な体質で、かつほとんどの女性がこの三つの体質のどれかに当てはまっている、もしくは複数の体質をもっています。

先に書いたように、血流は全身の機能を維持しているとても大切なものです。この血流が「つくれない」「足りない」「流れない」というのでは、不調が出て当然です。

体の不調、悩みというのは、目に見える物質的な変化です。それに対して心の不調、悩みというものは目に見えませんし、ふれることができません。

心や考え方を変えるのは難しく一筋縄ではいかないのは、誰しも実感しているでしょう。だからこそ、目に見える体の不調からアプローチしていきます。

それぞれの仕組みを知ることで、体質ごとの不調を解決していきましょう。

「気虚体質」のひとは無理にがんばらないこと

「午前中は悪くないんです。でも、お昼ごはんを食べるとすごく眠くなって……。午後からはずっとだるくなってきます。夕方になるとプシューッとエネルギーが抜けていく感じで、晩ごはんを作るのもしんどい。

『横にならせてくれ〜』と叫びたい気分なんですけど、がんばって力を振りしぼっています。お風呂に入ってシャンプーするのもやっとで、髪をドライヤーで十分間かけて乾かすのもつらくて、そこで一時停止になります。

とくに何をするでもないんですけれど、一つひとつのことがおっくうで、ただただ時間が過ぎていくんですよね。それでいつの間にか寝るのが遅くなって、睡眠時間が足りないまま朝が来ます」

四十六歳のYさんが、相談のときにこんなふうにお話しされました。血流をつくることができず、全身がエネルギー不足の状態になってしまう、典型的な「気虚体質」の特徴がかわいそうなくらいに出ています。


「気虚」のひとは、とにかくエネルギーが足りません。ごはんを食べると血流が消化に取られてしまって、強い眠気が出るのが特徴です。重症になると起きていられないくらいのひどい眠気に襲われます。

そして、エネルギーが足りないので、何をするのもおっくうで疲れるのです。体だけではなく心の体力もないので、何をするにもがんばらないといけなくなってしまう。

元気があれば、考えることなく取りかかれる小さな行動ですら、「いやだな」「しないといけないな」と考えて、気力を奮い立たせないといけない。この、小さなことでもするかどうかいちいち考えたり、迷ったり、がんばらないといけなかったりすることが、心や脳の疲労も招いています。

さらに困ったことに、気には「固摂作用」といって、体のエネルギーが外に漏れ出ないように保つ働きがあるのですが、気の力が弱いとエネルギーを体内にとどめておくことができません。

それがまさに、「プシューッ」という、エネルギーが漏れ出ているような表現に表れたのでしょう。たとえてみれば、ガソリン漏れを起こしながら走っている車のようなものです。「給油」も頻繁に必要になるので、間食も増えがちです。

そして、ただでさえ足りないエネルギーが夕方にかけてガンガン減っていきます。ゲームに登場するキャラクターの体力をヒットポイント（ＨＰ）で示しますが、ＨＰのゲージは真っ赤。この状態で、帰宅をしてから家事や明日の準備をするという悲惨な状況に追い込まれるのです。

気の不足は思考力も奪います。何もしていないうちに、ただ時間が過ぎていく。そして何をしたかわからないまま、寝る時間が遅くなって、翌朝になる。

これでがんばれというほうが無理というものです。「気力で何とかしろ」と言ったって、そもそも「気」が足りていませんから、無理を重ねることになります。

体力づくりで運動をがんばる方もいますが、逆効果。運動をすると汗とともに気が抜けていくので、終わったあとには爽快感《そうかい》より倦怠感《けんたい》。よけいに体質が悪化します。

「気虚体質」のひとは、無理にがんばらなくていいのです。というよりも、体質を変えるほうが先決です。

心配しなくても大丈夫です。

体質は誰だって変えることができます。

「気虚体質」の問題の根本は、胃腸の不調から引き起こされています。

なぜなら人間の体のすべては、食べたものからつくられているから。

何もないところから髪の毛や筋肉をつくり出せるわけではありませんし、植物のように光合成ができるわけでもありません。ぼくたちはごはんを食べて食物を消化し、栄養素に分解・吸収して血液に乗せて全身に届けることで体をつくり、動かして生きています。

数千年も前のひとも現代人と同じように考え、消化というものを理解していました。食物が胃腸で分解されると、そこから「水穀精微《すいこくせいび》」という食べ物の栄養素が取り出され、呼吸で取り入れた空気と出会って「気」がつくり出される。そして、その気が人間のもっている「精」という生命エネルギーと出会って「血」がつくられ、気と血が一緒に血流として全身を流れると考えたのです。

現代の西洋医学的な説明だとこうなります。

食物から消化吸収したブドウ糖が全身の細胞に運ばれ、細胞のミトコンドリア内で空気中の酸素を利用して燃やされ、人間を動かすエネルギーをつくり出す。そのエネルギーと食物からの栄養素を使い、骨髄の造血幹細胞から血液がつくり出され、全身を流れる。

言葉や細部の違いはあっても、ほとんど同じことをいっています。

古代のひとが、現代医学とほとんど同じように、人体を動かすエネルギーや血流をつくり出す仕組みをとらえていたことが、不思議でなりません。

逆に、過去からの長い観察の積み重ねで導き出された東洋医学の理論を、西洋医学が後から証明していったともいえるでしょう。

気も血も、胃腸で食物から栄養素が取り出されることが始まりです。

だからこそ、胃腸の弱さは血流をつくれないことに直結します。そして、血流そのものが消化器を元気に動かす原動力であるため、胃腸が弱くなると血流がつくれず、ますます胃腸が動かないという悪循環に陥ってしまうのです。

胃腸に負担をかけないよう、しっかりおなかをすかせてからごはんを食べる、夕食を軽めにする。こんな工夫で胃腸を整えることで「気虚体質」を改善し、血流をしっかりとつくれるようにすることが、まず何より必要なことなのです。

「血虚体質」のひとは「血流たっぷり」に増やす

「生理が重くて、終わってからもだるさが抜けません。フラフラして立ちくらみもしょっちゅうです。

それに、子宮内膜症があるからなのか、彼とセックスするときに痛くて、なかなか受け入れられないんです。つきあってもいつもそのことがネックになって、気になって……。ただでさえ自信がないのに、ますます不安になります。相手にダメな女だと思われてるんじゃないかと思って……。だからつきあっても、いつもうまくいかなくなってしまいます。

生理をよくするには冷え症を治したらいいって聞いて、温活で冷えないように気をつけるんですけど、全然温まらないし、すぐにまた冷えちゃいます。そのせいかもしれないんですけど便秘もひどくて、やっと出たかと思ったらコロコロでちょっとだけ。あと、夜に寝ていても寝ていないような感じで、夢ばっかり見ちゃうんですよね。だから疲れがいつも残って、だるい感じがします」

Kさんは三十二歳。生理トラブルはもちろん、彼氏との関係をすごく心配されていました。婦人科系の不調、不安感、冷え、便秘、熟睡できないと、「血虚」の症状のオンパレードです。

「血虚」の方は、生理のトラブルに振り回されてしまう傾向があります。

漢方では「女性の体は血が基本」という考え方があると書きました。「女性の力＝血」と考えてもいいくらい、とにかく女性をみるときには血の状態を最重視します。

とくにぼくが専門としている婦人科系の領域では、血流が悪いことがありとあらゆる婦人科系疾患や心の問題を引き起こすとみなすほどです。

性交痛やセックスについてのトラブルも出やすいので、恋愛や夫婦関係で悩みを抱えるひとも少なくありません。血が足りないと、漠然とした不安感も出てしまうので、よけいに自分のことをダメだと思って責めたり、妄想でパートナーの浮気を疑ったり、携帯を見たい衝動に駆られてしまったりすることもあります。

物事がうまくいくかどうか心配してしまうあまり、それが裏目に出て結果的に自分でぶち壊してしまう側面があるのです。

「血虚」の冷えは、やかんのお湯を想像するとわかりやすいでしょう。

たくさんのお湯が入っていればなかなか冷えませんが、ちょっとしか入っていなければ、すぐに冷えてしまいますよね。

それと同じように、血流が不足しているので、体温を保つことができません。そのために、どんなに温めてもすぐに冷えるのです。

さらに悪いことに、冷えが婦人科系の不調を加速させます。


血流というのは、水分やうるおいを全身に運ぶ役目もあります。そのため、血流不足の方は「腸燥《ちょうそう》」といって大腸が乾燥気味になり、便が出にくい、出てもウサギのようなコロコロうんち、といった状態にもなりがちです。

夜に眠れなくなるのも特徴。目が冴《さ》えて眠れないのではなくて、疲れて眠たいのに眠れない、もしくは寝ても熟睡できず、夢を多く見がちです。翌朝に疲れが残って布団から這《は》い出てくる姿が想像できてしまいます。

血は夜寝ている間につくられているので、眠れないことがさらなる「血虚」を招き、悪循環にはまって抜け出せなくなってしまうのです。


でも、大丈夫です。

血流の不足が招いていることですから、「血流たっぷり」に増やせば、不安も減ってぐんと楽になることができます。

「血虚体質」は、血流の物質的な不足で引き起こされます。

胃腸が弱っていて血流がつくれない「気虚」の状況が続くと、やがて全身の血流が不足して「血虚体質」になってしまうのです。

生理不順、生理痛に始まり、不妊や子宮内膜症、子宮筋腫などさまざまな婦人科系の不調がある場合は、必ず血流不足を改善してください。血流不足を改善すると、それらはぐっとよくなります。

そして、この血流不足において心にとどめておかなければならないのが、貧血の問題です。必ずしも「血虚＝貧血」というわけではないのですが、貧血は血流不足の大きな原因になっています。

悲しいことに、日本の女性は妊婦健診の際、四割のひとに貧血状態が見られ、それは先進国の中でも相当悪い数字なのです。

それだけではありません。日本の女性の血は、さらに深刻な状態に置かれています。健康診断などで、ご自身の血液検査の数値を見たことがあると思いますが、貧血かどうかは赤血球数、ヘモグロビン、ヘマトクリットという検査数値で判断します。しかし、この検査数値が正常範囲内であっても安心できません。体内の鉄が不足していても、検査数値はかろうじて正常である「隠れ貧血」のひとが少なくないのです。

体内に蓄えられている鉄は、フェリチンという検査数値で判断されます。

『うつ・パニックは「鉄」不足が原因だった』（藤川徳美著　光文社）によると、フェリチンの日本での基準値は男性で二一〜二八二ng／mℓ、女性で五〜一五七ng／mℓと非常に幅広く設定されています。

一方で、欧米では一〇〇ng／mℓ以下になると鉄不足とされているのですが、この基準を厚生労働省の「国民健康・栄養調査」（平成二十一年）の結果に当てはめてみると、日本人女性の約八五％が鉄不足に相当することになります。

統計データをもとにすれば、ほとんどのひとが隠れ貧血になっているというひどい状況なのです。昔に比べて婦人科系のトラブルや心の不調を抱えるひとが増えているのには、こういった背景も大きく影響しています。

血の赤は、鉄がつくる赤さです。鉄不足は血の不足といっても過言ではありません。

ぼくの薬局では、これまで五万件を超えるカウンセリングをしてきました。そこで行う体質チェックでは、九割ものひとが血流不足の状態に当てはまっています。

そして漢方での「血」というのは、赤血球だけを意味しているわけではありません。先に少しふれたように、赤血球などの血液細胞はもちろん、血液と一緒に流れる栄養素、ホルモンまでをも含んだ概念です。

血が足りないということは、血液も栄養もホルモンも不足していることを意味しています。

残念ですが、これでは元気になろうとしてもなれません。

「血虚体質」のひとは、広い意味で血流を増やし改善していくことが欠かせません。そのためには、生活改善をして、血がつくられる夜にぐっすり眠ること、血を補う作用のある食べ物をとることなどが必要です。

「気滞 瘀血体質」のひとは運動・呼吸が大切

「肩こりがなくなりません。腰も痛いし。ストレスが原因とわかっていても、どうしようもありません。

実家の両親の介護があってそれで疲れているんですが、同居の姑《しゅうとめ》と合わなくて。いつも台所でごそごそと何かしている姑が食器を置くのがガチャガチャ荒っぽくて、それを見たり聞いたりするだけでイライラします。夫にもイライラして、つい言わなくていいことばかり言ってケンカになります。根本では、もう何に怒っているのか自分でもよくわかりません……。

イライラがひどいときは喉がつかえた感じになります。生理前になるとよけいにイライラがひどくなってしまって。自分ではもうどうにもできません」

この方は四十六歳。肩こり、腰痛がお悩みなのですが、それ以上にストレスとイライラに苦しんでいました。まさに「気滞 瘀血体質」の典型的な症状が出ています。

「気滞」は気の流れが滞っていること、「瘀血」は血の流れが滞っていることを意味しており、「気と血の流れ＝血流」が悪いという状態を示しています。

血流が悪いというと「血液ドロドロ」を想像しがちですが、違います。

たしかにメタボなひとや生活習慣病などを多く抱えているひとなら、「血液ドロドロ」のために血流が悪くなっていますが、そうではないにもかかわらず「気滞 瘀血体質」のひとが多いのは、血流不足の結果として流れが悪くなっているからです。

大量の水があれば川はしっかりと流れることができますが、渇水で干上がると水量が減り、チョロチョロとしか流れることができません。それと同じことが体内で起きているのです。

そのため「血液ドロドロ」を「血液サラサラ」にするためにがんばっても、まったく改善しないだけでなく、少ない血流を無理にめぐらせてしまうため、逆に症状が悪化してしまうことすらあるのです。

血流が悪くなると、体からイライラがわき出るようになります。そのため、なんで自分が怒っているのか、イライラしているのかがわからなくなります。自分の体からわき出る感情に振り回されてしまうのです。そして、イライラだけでなく、さまざまな感情のコントロールができなくなります。

女性なら、生理前にいつもの自分でなくなるのを感じたことがある方も多いでしょう。生理前というのは、もともとの体質が悪くなくても「気滞 瘀血」の状態になりやすくなります。「月経前症候群」（ＰＭＳ）という言葉がありますが、これがまさに「気滞 瘀血」の状態です。

ＰＭＳの症状はさまざまで個人差も大きいのですが、下腹部や胸の張り・痛み、頭痛、めまい、イライラなどの情緒不安定、過食傾向、便秘や下痢などがあげられます。これらすべてが「気滞 瘀血」によって引き起こされるのです。

血流をよくして「気滞 瘀血」を根本から解決するには、「気虚」「血虚」から改善しなければなりません。血流をつくり、増やし、「血流たっぷり」にして初めて「気滞 瘀血」の体質を解消することができるからです。

ただ、今すぐにめぐりをよくしたければ、体を動かすことです。血流というのは筋肉や呼吸の働きに助けられています。そのため、ウオーキングといった運動や呼吸をしっかりすると、血流をすぐに改善することができるのです。

「気滞 瘀血体質」の解決には、「気虚」「血虚」から治す根本対策と、運動や呼吸によってすぐに改善する対症法の二本立てでいくのが効果的です。

血流は、自然の流れの中で改善できる

女性の血流の不調は、まず血流がつくれない「気虚」から始まるのがパターンです。

そして、つくれなくなるから不足し、不足するから結果的に流れが悪くなります。

血流を整えるためには、根本的な原因である血流がつくれなくなる「気虚体質」を改善し、次に血流が不足している「血虚体質」、最後に「気滞 瘀血体質」の改善、と順に進めていく必要があります。

実はこれらの改善は、

・「気虚」の改善：食べること

おなかをすかせておいしくごはんを食べる。

- 「血虚」の改善：**眠ること**　ぐっすり眠って気持ちよく目覚める。
- 「気滞 瘀血」の改善：**動くこと**　体を動かし呼吸をしてゆったり楽しく生きる。

の三点にまとめることができます。

これらを暮らしの中にうまく取り入れていくと、血流不足の解消はもちろん、体も心もとても楽に過ごせます。そして結果的に、運気や人生までもが好転していきます。

漢方という自然の恵みを取り入れる医療に長くたずさわっていると、時間や季節の移り変わりというめぐりの中で治していく大切さを実感します。

そしてそれこそ「天人合一」という、自然からの恵みとひとを調和させていく、古くから伝わる東洋の知恵とぴったりと一致する考え方でもあります。

次の章からは、一日、一か月、一年という流れの中で、自然のリズムを取り入れて血流を整える方法を見ていきましょう。

第二章

一日の流れは「睡眠」で整える

一日の流れにこそ答えがある

第一章では、血流をよくすることの大切さをお伝えしました。

この章からは、一日、一か月、一年を通して、血流をはじめ、全身の健康、心の健康、そして人生そのものを整えていく方法をご紹介していきます。


さて、ぼくが漢方相談をするときに、必ず聞くことがあります。

それは、一日の時間の使い方です。悩みの解決も、本来の自分を取り戻す決め手も、一日の時間の使い方にあります。

体質の改善においても、何をするかの一番の手がかりは日々の生活の中、あなた自身の生活の中にこそあります。

慌ただしさの中で見落としがちなのですが、一日一日の時間の積み重ねの上に一週間、一か月、一年、そして人生が築かれていきます。


不調も病気も、あらゆる問題も、自分自身の日々の積み重ねの結果として生まれま

す。だからこそ、一日の時間の使い方を変えない限り、不調も、病気も、人生も変わりようがありません。

漢方相談をしていて痛感しますが、生活をまったく変えずに、医療や漢方、サプリメントなどで何とかしようとしても、ほぼ失敗します。たとえ一時的にうまくいっても、必ず反動が来ます。なぜならそれは対症療法にすぎないから。根本的な問題が何も解決していないからです。

ここでいう一日の時間の使い方とは、スケジュール管理ではありません。時間を有効活用して多くの予定を詰め込み、消化していくことが目的になりがちなのですが、極論をいえばそんな時間管理はどうでもいいのです。

時間管理をしようとするのは、人生の時間という、自分にとって限りある資源を有効に使って、豊かでしあわせな生活を手に入れるためですよね。

それなのに、仕事や予定を詰め込みすぎて、スケジュールをこなすことで疲れ切ってしまう。生活の質が逆に悪化してしまう。あるいは仕事や家事に追われて、しあわせだと感じることも、人生を楽しむ時間さえも失ってしまっている。その結果、家に帰ってバタンと寝て、朝はやっとの思いで気力を振りしぼって起きて、また仕事に行く……。

それでいいはずがありません。

何かがおかしいのです。

疲れているのは、あたりまえのことではありません。

心が満たされず、空虚な気持ちを抱えてしまっていませんか？

自分が追い込まれて、感情や五感がすり減ってしまっていませんか？

もしもあなたが今、毎日疲れを感じているのなら、それはあなたが十分がんばっているということにほかなりません。

そんなに無理をしなくても、大丈夫です。

時間管理のせいで自分の人生の質が悪化してしまっては、まったく何の意味もありません。

自分の人生を豊かにするための時間の使い方ができるかどうかこそが重要です。体

の不調を治すためにも、心の状態をよくするためにも、人生の目標や夢を叶《かな》えるためにも、とてもとても大切なことなのです。

だから、初回のカウンセリングでは体質チェックとあわせて、一日の時間の使い方を必ず聞きます。そして、うまくいかない原因のほとんどは、ここで見つかります。繰り返しになりますが、病気、不調、うまくいかないことは、日々の時間の積み重ねの結果起こります。

だからこそよくしようというときには、根本的な原因である一日の時間の使い方から変えないといけない。そこに手をつけることで、今よりもずっと生きやすく、楽に進めるようになります。

自分の一日の時間が気持ちよく流れていれば、自分の人生の時間も気持ちよく流れていく。

ちょっと想像してみてください。

あなたは、どんな一日を過ごしたいですか？

特別な旅行やイベントの日ではなく、自分が日々あたりまえに過ごす一日を、本当の意味で心地よく過ごすことができたのなら、そんな毎日を暮らすことができたのなら、自然治癒力だって上がります。血流不足も起きません。

不調も、病気も、不幸も、自分から遠ざけることができるのです。

女性の体は一日一日の「陰陽」を反映する

一日の積み重ねの大切さを強烈に実感したのは、漢方相談の経験からです。

あなたは、基礎体温表をつけたことがありますか？

毎朝、測定した体温の変化を記録すると、生理のある女性の場合は一か月であるパターンが出来上がります。

具体的には、生理から約二週間の「低温期」とそのあと二週間の「高温期」の二相に分かれるのですが、相談の際にはこの基礎体温表を大きな参考の一つにしています。

たくさんの方の基礎体温表を見ていると、一口に基礎体温といってもそのグラフの形は千差万別。きれいな形になるひと、ガタガタして不安定なひと、全体的に体温が低いひと、高いひと、二相に分かれないひと……と、本当にさまざまです。

そして、病気や症状を改善するために、体質に合わせた漢方の処方はもちろん、生活面のアドバイスも行うのですが、それに合わせて見事に基礎体温が変化するのです。

相談は、長いひとでは数年以上続きます。

するとそのとき、そのときの状況でグラフの形が変わるのがよくわかります。

仕事が忙しくて残業が続くと不安定になり、早く帰れるようになると安定する。ストレスが多くなってガタガタしていたのが、気持ちが落ち着くときれいな形になる。

仕事をされている方だと、十二月や年度末はガタガタすることが多いですし、教員の方だと、学期末に乱れることが多いようです。看護師さんなど夜勤のある方は大変です。夜勤があるとあからさまに体温が乱れます。

生活の状況、体質などのバランスで、基礎体温の状況は驚くほど変化します。

そして基礎体温をグラフとして見るときは、一か月単位でよかった、悪かったと判断しがちなのですが、ここで非常に大切なことは、基礎体温はすべて一日一日の積み重ねを反映しているということです。

一か月という時間の長さも、一日の積み重ねの結果なのです。

小さな毎日の努力が、積み上がって報われる。

人生ってこういうことなんだなぁと強く実感します。

漢方では、基礎体温表の低温期を「陰」、高温期を「陽」ととらえます。

「陰陽」というと難しく感じるかもしれませんが、漢方をはじめとする東洋のさまざまな思想・理論の基本原理です。

世界も、人間の体も、精神も、あらゆるものすべてが陰と陽の二つの力で構成されていて、静かな陰と活動的な陽のバランスで成り立っているという考え方です。

例をあげていくとわかりやすいでしょう。

【陰】	【陽】
夜	昼
秋冬	春夏

月　太陽
静　動
冷　熱
物質　エネルギー

陰と陽の入れ替わりが一か月を形づくっていますが、この一か月の陰陽の流れは、毎日の「夜＝陰」と「昼＝陽」の過ごし方で変わってくる。

夜にしっかり眠ることができれば、それは陰が回復しているということですし、昼間に元気に活動できれば、それは陽が充実していることを意味します。

陰と陽が整うことは、体と心の充実そのものにつながるのです。

そして、一か月の陰陽の積み重ねが一年の「秋冬＝陰」と「春夏＝陽」につながり、ひいては人生の陰陽の充実を導いてくれる。

陰陽は、どちらが正しい、間違いというわけでもなく、どちらが多いほうがいいというものでもありません。気温が上がり下がりするように、季節によって昼が長くなったり夜が長くなったりするように、陰と陽とがゆらぎながら、お互いに補い合い、均衡を保っている状態が理想的であるという考え方をします。

すべてがつながり、そしてめぐっています。

今という時間の過ごし方が未来をつくっていくのだということを、漢方相談でそのひとと、そのひとの人生を見ながら感じます。

陰と陽のバランスが取れて安定していれば問題ないのですが、現代の生活がなかなかそれを許しません。無理をしたりがんばったりすると、陰は消耗します。陰は夜に回復するので、睡眠が足りなければ陰は消耗したままになってしまいます。

自律神経でいうと、陰は「副交感神経」であり、陽は「交感神経」です。陰が回復しないということは、副交感神経がうまく働かず、常に体と心が興奮状態にあり、休まらない状況だと考えるとわかりやすいでしょう。

陰は人間のヒットポイント（ＨＰ）だともいえます。

昼に仕事や外出といった活動をすると、陰が消耗します。家に帰ると何もする気力が起きない、バタンと倒れてしまうというのは「ＨＰ＝陰」がゼロに近づいているからです。

夜、しっかり眠ることで「ＨＰ＝陰」は回復しますが、睡眠が足りなければＨＰが不足した状態で、また仕事に臨まなければなりません。

もちろん、「ＨＰ＝陰」の消耗が少ない穏やかなやさしい職場であれば問題ありませんが、強敵ともいえる意地悪な同僚やラスボス感満載の上司がウヨウヨして、魑魅《ちみ》魍魎《もうりょう》の跋扈《ばっこ》する職場であれば、目も当てられません。

しかも通常であれば八時間で終わる戦闘モードは、残業で延長気味。ハードモードの中で日々ラスボスとの戦いを強いられ、ＨＰも回復できない状態で、ゲームのクリアなんてできません。すぐにゲームオーバーになってしまいます。

しかも人生には、ゲームと違ってリセットボタンはありません。やり直しが利かないのです。

願いが叶うひと、叶わないひと。

病気が治るひと、治らないひと。

赤ちゃんを授かるひと、授からないひと。

やっぱり願っていることは叶ってほしいし、穏やかな気持ちで、しあわせに包まれていてほしいと思うのです。

そしてやっぱり、一日一日を整えていったひとほど、自分の体も心も思いどおりになりやすい。

だからこそ、一日の過ごし方というとても基本的なところに立ち返って、自分というものを整えてみる。

それは奇をてらった方法でも、画期的な方法でもありません。あたりまえのように見えることかもしれない。でも、あたりまえのようなことができない、それが難しく感じる時代だからこそ、逆に劇的に効果のある方法となっています。

自然界の多くは、夜と昼、あるいは静と動という陰陽のリズムに従って動いています。そして人間の体も、この陰陽のリズムに合わせて多くの仕組みがつくられているのです。

そもそも、一日という時間の単位も、「休息・睡眠をとる夜」と「活動する昼」というニつの相反するものの組み合わせです。

自分の中にある陰陽を整える。それは、自然のリズムに乗って上手に生きていくことにほかならないのです。

一日の時間の割合は、あなたの人生の縮図

それではさっそく、一日の時間の使い方を正直に書き出してみましょう。

ここでは現状を把握することが大切です。誰に見せるためのものでもありませんし、自分に嘘《うそ》をつく必要もありません。自分はこんなにがんばっているんだなぁと、やさしい気持ちで見守りながら、今の生活そのままを書き出してみましょう。

①睡眠時間

何時に起きて、何時に寝ましたか？　ふだんから二度寝や昼寝をする方は、それも

書きましょう。

②仕事の時間

仕事が始まる時間、終わる時間を書きましょう。これが労働時間ですが、定時の時間だけでなく、平均的な残業をしているひとはそれも書きます。仕事にかかわる時間は、これだけではありません。通勤時間も加えましょう。そして掃除、洗濯、料理といった家事の時間も記入します。一日の中でかなりの時間を占めてくるはずです。

③食事の時間

朝昼夕のごはんの時間を記入し、どういったものを食べたかも書いてみてください。朝ごはんは食べていますか？　間食をしていたら、それも記入しましょう。

④活動の余暇の時間

運動したり、勉強したり、テレビやスマホを見たりするなど自分のための時間で、かつ活発に動いている時間を書き出します。

⑤リラックスの余暇の時間

お風呂に入ったり、音楽を聴いたり、お茶をしたりなど心穏やかにゆっくりとリラックスする時間を書きましょう。

④⑤については週末、休日にまとめて取っているという方も少なくないと思いますが、ここではふだんの平均的な一日での時間を書きます。

見えてきたあなたの時間を、次のようにそれぞれ陰陽に分けて合計しましょう。

- ①＋③＋⑤＝陰の時間
- ②＋④＝陽の時間

こうして時間の割合を出してみると、自分がどんな一日を過ごしているのかよくわかります。平日、休日の違いはあるかもしれませんが、だいたい週に五日、この時間の割合で過ごしていると思えば、それがほぼそのまま人生の時間の使い方でもあるといえるでしょう。

想像以上に陽の時間が長くなっていませんか？　陰と陽の時間が同じくらいであれば体と心は安定するのですが、現代生活ではどうしても陰の時間が不足してしまいがちです。そして陽が多すぎると、陰が消耗してしまいます。

実は、人体の健康の要である血は、陰に属します。だから、陰が消耗するとは、すなわち血流までも悪くなってしまうということです。

それが体と心のバランスを崩し、さらに血流不足に陥り、体質が悪くなってしまう原因です。

睡眠、労働、食事、余暇。日々の暮らしが浮き上がり、それをあらためて見返してみると、気づくことがあります。

あなたの暮らしはどうでしょう？

理想的な状況ですか？

自分のための時間はありますか？

リラックスできていますか？

今、あなたに不調や病気、うまくいっていないことがあるのなら、この時間の使い方の中に、答えが隠れています。

カウンセリングをしていて痛切に感じること。

それは、多くの方が無理に無理を重ねているということです。

でも、間違えないでください。自分を責める必要はありません。ダメだといっているわけでもありません。まず、自分が無理をしているということを、しっかり知っておいてほしいのです。ただ、気づかずにここまで来てしまっただけです。

陽に偏りすぎたことが、自分の体と心のバランスを崩してしまっています。

陰を増やし、血流を整えなければなりません。

そしてその鍵《かぎ》は、睡眠が握っています。

まず、睡眠を取り戻して血流を整える

血は陰に属すると書きました。陰そのものといっても過言ではありません。

そして、陰は夜につくられます。つまり、夜にしっかり眠れていない状況が続くと血が十分につくられず、さまざまな不調が引き起こされてしまうということです。

眠らないと血がつくられない、増やすことができない。

血流を整えるためには、まず睡眠を改善することが欠かせないのです。

睡眠が十分とれているかどうか判断するときに大切なのは、「朝、気持ちよく目覚めているか」ということです。とてもシンプルなことですが、気持ちよく目が覚めたら、いい一日が始まりそうな気がしませんか？　朝、気持ちよく目が覚めたということは、しっかりと熟睡できて「ＨＰ＝陰」が満タンになり、血流も整い、疲れもとれて、新しい一日を始める準備を体と心が完了したというサインです。

一方、どうにかこうにか起きて、だるくてしかたがない……。そんな場合は、前日の疲れが残った状態です。当然、体調は悪くなります。この積み重ねがさまざまな不調、病気をつくってしまいます。

どうして気持ちよく目覚めることができないのか。つまりは陰が不足してしまうのか。それは、睡眠の量と質に左右されます。

カウンセリングでまずチェックするのは「量」である睡眠時間です。

あなたは一日、何時間眠っていますか？

日本人の睡眠時間は、恐ろしいくらいにどんどん短くなっています。

総務省統計局が実施している「社会生活基本調査」（平成二十八年）によると、一九七六年にはおよそ八時間だった平均睡眠時間は、七時間四十分に減っています（一九八六年までは十五歳以上、それ以降は十歳以上の数値）。

さらに、厚生労働省の「国民健康・栄養調査」（平成二十九年）の結果を見ると、二十歳以上の三九・二％、約四割のひとが六時間未満の睡眠時間となっています。理想とされる八時間以上の睡眠がとれているのはわずか八・二％。十人に一人もいません。

ＯＥＣＤが二〇一四年に行った世界主要二十九か国の平均睡眠時間の比較でも、一位の南アフリカと比べると一時間三十分以上も少なく、韓国と並んで最悪レベルです。

理想的な睡眠時間は、脳や臓器の機能回復から考えると、最低八時間は欲しいとされています。個人差がありますので一概にはいえませんが、睡眠時間六時間では人間の体を維持する機能が低下しかねません。

自分の体の機能が十分に維持できなくなっている。

そのことが人生の質を下げてしまっているのです。

睡眠時間に加え、眠りの「質」も重要です。

朝、すっきりと起きられますか？　また、目覚ましがなくても起きられますか？　もし起きられないのであれば、質のよい睡眠がとれていないのかもしれません。

目覚ましなしだといくらでも眠れてしまう、休日はいつもより数時間遅く起きるという場合は、慢性的な睡眠不足が原因です。たまりにたまった睡眠不足を解消しようとして、たくさん寝てしまうのです。といっても、一度の大量の睡眠でそれまでの睡眠不足が一挙に解消できるわけではありません。

一日一日の眠りこそが大切なのです。

眠るだけで幸福度はアップする!?

激しく燃え立つ怒りや恨み、嫉妬《しっと》などの攻撃的な感情を「心火」といいます。この心火はもともと誰にでもあるものですが、陰の力で抑えられています。

逆にいうと、夜に寝ないでいると陰が弱くなり、心火が燃え上がってしまうことで、ひとに対して攻撃的になってしまいます。

心の安定に睡眠が大切だという漢方的な説明の一つですが、この睡眠と感情について、現代科学の研究から、驚くような結果が明らかになっています。


『睡眠こそ最強の解決策である』（マシュー・ウォーカー著　桜田直美訳　SBクリエイティブ）に、とてもおもしろい実験結果が載っていましたので、ご紹介します。

この本の著者が行った、眠ったひとと、一晩中起きていたひととの脳をMRIで比較した実験で、睡眠不足がネガティブな感情を強化することがわかったのです。扁桃体《へんとうたい》という怒りや恐怖、攻撃性の感情と深くかかわる脳の部位の反応が、睡眠不足のひとでは六〇％も強くなってしまっていました。

ぐっすり眠ったひとでは扁桃体の反応は落ち着いているのに対し、睡眠不足のひとは状況を客観的に判断できず、カッとなって過剰反応しやすくなっていたのです。

脳の中で、理性、合理性、論理性などをつかさどっている前頭前皮質という部分が扁桃体にブレーキをかけることで怒りや恐怖、攻撃性を抑えています。しかし睡眠不足のひとではそのブレーキが効かないため、感情が暴走しやすくなってしまうのです。

そして、誰しも経験したことがあると思いますが、睡眠不足の状態では、イライラしたり、落ち込んだり、逆に気分がハイになったりと感情が安定せず、不安定になります。このことが実際に脳内の活動を測定することで、はっきりと証明されています。

さらに同書では、日本の研究チームの実験にもふれられていました。単に徹夜をした状態ではなく、五時間睡眠で五日間過ごした状態での実験が行われたのです。その結果、短い睡眠時間が何日か続くタイプの睡眠不足でも同様に、脳の感情のコントロール機能が深刻な影響を受けることがわかったのです。

さらに、「心の知能指数」（ＥＱ）というものがあります。ＥＱとは、自分やまわりのひとの感情を知覚し、また感情をコントロールする力のこと。十分な睡眠がこのＥＱを高め、逆に睡眠不足がＥＱを低下させることも示唆されています。

睡眠不足だと、自分の感情も、まわりのひとの感情も正しく判断することができなくなってしまう。当然、人間関係が悪いほうに向かいやすくなってしまうのです。

まわりのひととの関係性が悪くなるから、ますます怒りや恨みといった攻撃的な感情を抱きやすくなるという悪循環にも陥ってしまいます。

眠りというのは、体だけでなく、心の栄養でもあります。

睡眠不足の状態では、悪いことを考えやすくなる、攻撃的になってしまうなど、心の安定度が著しく低くなってしまいます。そんな状態では、本当に自分の望むしあわせとは逆の方向に進んでしまうのも無理ないことです。

誰しも、まわりのひととの人間関係の中で生きています。

同じ出来事や同じ言葉であっても、前向きに受け取れるのか、後ろ向きに受け取って攻撃的な行動に出てしまうのかで、まったく意味合いも変わってきます。

そして、それは考えてできることではなく、無意識のうちにその行動が取られてしまうのが恐ろしいのです。

睡眠を取り戻すことが何よりも大切なのは、あなたの感情のベースがネガティブに振れるのか、ポジティブに振れるのかを大きく左右するからです。

怒りや嫉妬、恨みといった気持ちは誰しも感じたくはありませんよね。まずは自分の睡眠時間を増やしましょう。たったそれだけで、今よりもずっと穏やかな自分に変身していくことができるのです。

女性の健康にとって睡眠は最優先タスク！

睡眠が大事だとわかっていても、「今の自分の生活で、睡眠時間を増やすなんて無理！　そんなことできない！」と思われるかもしれません。

もちろん、急に定時に帰って早く寝るとか、今よりも何時間も前に寝るといった行動ができるひとばかりではありません。

でも、少しだけでもいいから、眠りの時間を増やしてみませんか？

完璧を求める必要はありません。

今よりも少しだけ、早く帰ってみる。

今よりも少しだけ、家事の手抜きをしてみる。

今よりも少しだけ、布団に入る時間を早くしてみる。

そんな少しだけの行動で大丈夫です。

今を少しだけ変えれば、今よりもよくなります。

睡眠時間を長くすれば、今よりも体は楽になります。だって疲れがとれますから。そして、疲れがとれれば、今よりも気持ちは楽になります。

睡眠は毎日のことです。毎日の積み重ねだから、一日三十分早く寝た違いは、一週間で三時間半に、一か月で約十五時間、一年で百八十時間もの違いになります。ゼロと比べれば、それだけ幸福度が上がるということです。

仕事や家事、家族など自分以外のことを優先して、余った時間に寝ていませんか？　今すぐやめましょう。

総務省統計局の「社会生活基本調査」（平成十八年）のデータでは、働く男女を比べてみると、女性のほうが男性よりも平均約二十分も睡眠時間が短くなっています。

男女でこんなに差があるなんて、そんなことは、やっぱりおかしい。女性がしあわせを実感して生きていくために、この睡眠時間の回復は最優先課題だともいえます。

漢方では、女性の存在は陰とされます。夜眠らずに陰を傷つけてしまうことは、そのまま女性である自分という存在を傷つけることにもなります。

断言します。他のことを優先して、余った時間に寝るのは間違いです。睡眠はもっとも優先すべき重要事項です。睡眠は最優先タスクなのです。

自分の睡眠を優先することに対して「どうしても罪悪感が抜けない」「悪いと思ってしまう」と感じる方がいるかもしれません。

でも人間は、やっぱり自分のことを心の奥底では大切に感じているものです。自分自身を犠牲にしていては、満たされない気持ちを抱えてしまう。

そうなると、ひとにやさしくするのは難しくなってしまいます。

だからこそ、まず自分を大切にすることが欠かせないのです。

まわりを優先してしまうひとは、本来とてもやさしい方です。もっと素直な気持ちでまわりと接したいのに、つい睡眠不足でイラッとしたり、怒ったり、やさしくできなくなったりする。それはあなたが悪いわけではありません。

疲れているから、体がしんどいから、何よりも睡眠が足りていないから、そんな行動を取ってしまうように、心が動かされてしまっているのです。

あなたが自分の睡眠を大切にするのは、あなた自身のためでもあり、あなたのまわりのひとのためでもあるのです。

だから、ぜひ自分の睡眠を最優先にしてみてください。

一日の時間の割合を少しだけ変えてみる。

眠る時間をまず決めて、そこから自分の生活を逆算してみる。

たったそれだけでやさしい気持ちになれて、自分もまわりも今よりもしあわせな流れに乗ることができます。だって、十分に眠るだけで、物事を前向きに、穏やかにとらえやすくなるのですから。

気持ちのよい一日を送り、それを積み重ねてしあわせな人生を形づくっていく。

そのために何よりも欠かせない重要なことが、睡眠なのです。

自然のリズムで一日を暮らす「子午流注」で血流を整える

まず睡眠を整えたうえで、一日の自分の生活を体がもっている「本来のリズム＝体内時計」に合わせると、健康度が高まり、病気もしにくくなります。何より楽に生きやすくなります。

現代科学では、体内時計に関する研究への評価は非常に高く、体内時計のメカニズムを発見した三人の科学者に二〇一七年にノーベル賞が贈られたほどです。

一方で、漢方でも古くから体内時計についての知恵が伝えられています。

二千年以上前に書かれた最古の漢方医学書である『黄帝内経《こうていだいけい》』に体内時計のことが出てくるほどです。

漢方の体内時計を「子午流注《しごるちゅう》」といいます。「子午」とは時刻を意味し、「流注」というのは体内の血や気の流れを意味しています。まさに、血流を生み出し、流れをよくすることで、健康でしあわせな暮らしを営むための考え方です。

子午流注では、一日二十四時間を十二等分し、さらにその二時間ごとに活発に動く各臓器が当てはめられています。人間の生理機能と自然のリズムとを合わせた古代の時間治療学であるといえるでしょう。

これ以降は、それぞれの時間帯にどう過ごせばよいのかをご説明していきます。

便宜上、二時間ごとに区切ってお伝えしますが、実際の時間の流れとは異なります。昔は現代とは時間の計り方が違っていたからです。

日没から日の出までの夜の時間、日の出から日没までの昼の時間。この昼夜それぞれを六つずつに区切っていたのです。

そのため、昼の二時間と夜の二時間の長さが季節によって異なります。夏であれば昼の二時間が夜の二時間よりも長くなりますし、冬であればその逆です。季節によって、一日の過ごし方が異なるのです。

これはまさに、自然のリズムに則って人類が暮らしていた名残です。

時計が普及する前は、ひとは太陽の運行に合わせて暮らしていました。ところが現代に生きるぼくらは季節も太陽の動きも関係なく、時計に合わせて生活をしています。一方で、ひとの体や心は自然のリズムに影響を受けています。この自然の影響を無視して、時計にだけ合わせて暮らしてしまっていることが、生体リズムを狂わせ、さまざまな不調を生み出す原因の一つになっているのです。

もちろん、仕事や学校などの社会生活は時計の刻む時間どおりに行われます。これ

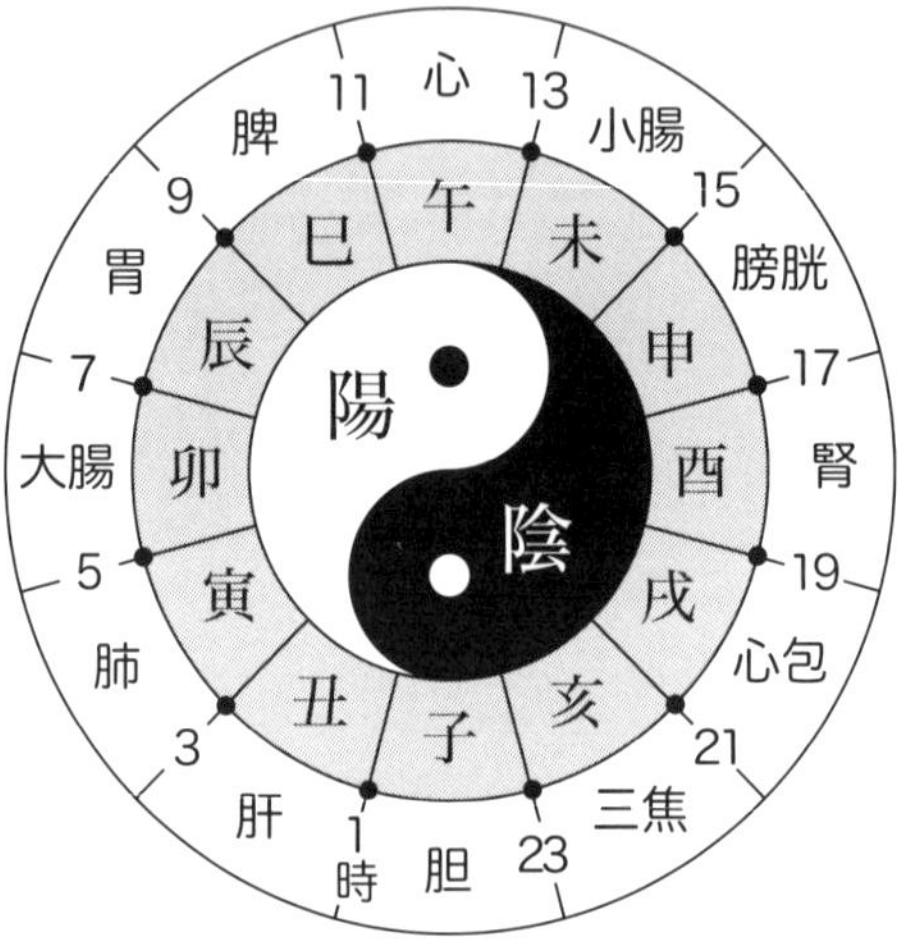

を無視するわけにはいきません。勝手に出勤時間や退勤時間を変えていては、生活が破綻してしまいます。

ただ、自然のリズムを自分の今の生活に少しでも取り入れると、体も心もずっと楽に生きていくことができます。できる範囲でかまわないので、一つの目安として取り入れてみてください。

【大腸の時間　五〜七時】

朝一杯の水で快便をめざす

夜明けのころにあたる朝五〜七時は「大腸」の時間です。

また、この時間は「天門」が開く時間と呼ばれます。そして、天の門が開くと同時に、人体の門、つまり口と肛門《こうもん》も開きます。

西洋医学と同じで、漢方でも大腸は食物のカスを外に出す働きがあるとされ、デトックスの機能をもちます。このデトックス機能が十分に発揮されていると、朝につるんとお通じが出やすくなるのです。

皮膚は腸の鏡といわれますが、大腸の環境は肌の状態に大きく影響します。アレルギー、アトピーなどの病気があるとき、漢方では大腸の環境を整えることを優先する場合が少なくありません。デトックス機能が弱り、毒素が体内にたまっていることがそれらの原因だという考え方をするからです。現代医学でも、腸内環境のよしあしが免疫力を左右し、アレルギー、アトピーと深い関係があることがわかっています。

この大腸の機能がよくなると、体に不要なものや毒素をためることなく外へ排出することができます。

朝、すっきりと快便になりたいものです。
そのためにおすすめなのは、朝にコップ一杯の水を飲む習慣。

大腸の運動はふだんはあまり強くないのですが、胃にものが入ってくると反射が起こり、強い蠕動《ぜんどう》運動が生まれます。それによって便が肛門に向かって運ばれて、お通じになるのです。

便は、体からのお便りです。体からのメッセージを受け取るために、出てきた便をよく見てください。

お通じはバナナ状で、色は明るい茶色、においがあまりないのが理想です。
そしてもっとも大切なのは、水に浮かぶかどうか。
水に浮かんでいれば、善玉菌が多いよい状態に腸内環境を保つ食物繊維がたっぷりとれているサインです。逆に沈んでいれば食物繊維が不足して、悪玉菌が優勢になっている場合が多いのです。

うんちが沈んでいたら、食事で意識的に食物繊維を増やしましょう。

もう一つ、コロコロしたウサギの糞《ふん》のようになっていないかどうか、確認してください。コロコロうんちは、強いストレスのサインです。腸が緊張して不安定な状態になっているのです。もしもコロコロうんちが出たら、早めに仕事を切り上げたり、音楽や呼吸、ストレッチを取り入れたりして、リラックスできる工夫をしましょう。

体からのお便りを読み解くことで、トラブルが大きくなる前に早めに対応することができます。

お通じのよしあしは、胃腸の元気度に直結します。

胃腸は、気と血の流れである血流を生み出すスタート地点です。毎日の気持ちのいいお通じが、そのまま豊かな血流、つまりは体と心の健康をつくり上げていきます。

もし、朝にお通じがなくても悲観しないでください。他の時間にでも出れば問題ありません。お便りが届いた段階で、受け止めてあげれば大丈夫です。

ただ、二日も三日も出ていないようなら問題です。この場合は、「便りがないのはいい便り」なんて言ってはいられません。体の中に毒素をため込んでしまっているということだからです。

この場合もまず食物繊維をたっぷりとることから、生活の見直しを進めましょう。

【胃と脾の時間　七〜十一時】

朝ごはんにはみそ汁で「血流たっぷり」に

大腸の時間に続いて、七〜九時は「胃」の時間、九〜十一時は「脾《ひ》」（消化器）の時間です。

お通じが出て胃腸がすっきりしたあとに、血流が胃や消化器に集まってきます。一日の中で食事をするのにもっとも適した時間が朝だといえるでしょう。

朝食抜きの食生活の方も少なくありませんが、本来、朝夕二食の生活が長かった東洋の歴史的な背景を考えると、伝統医学に身を置くぼくとしては、やはり朝食をおすすめしたいのです。

朝食をとると、体が目覚めます。

体内時計には、脳にある主時計と全身の末消器官の細胞に埋め込まれた末梢時計の二種類があります。夜更かしやハードワーク、日ごろの無理といった生活の乱れや照明やスマホで夜も明るいことから、現代生活においてはそれぞれが狂ってしまいます。

そしてこのずれが不調を招く一因になっているのですが、朝ごはんを食べることで胃が動き、末梢時計がリセットされ、ずれを防いでいるのです。

また、胃の時間と表現していますが、単に胃の機能が高まるだけではありません。実際には、胃という臓器一つだけを指すのではなく、その臓器にかかわる他の臓器も活性化しています。たとえば胃であれば、口、喉《のど》、歯、乳腺なども含まれます。女性にとって乳腺の悩みは大きいので、活性化させるためにも朝食はおすすめなのです。

脾の時間も同じです。脾は消化器の他に、精神にもかかわります。食事によって脳の栄養であるブドウ糖が届き、脳が活性化されることも関係すると考えられます。

古代のひとが暮らしの中から見いだし、朝に消化にかかわる臓器を位置づけたことを考えても、現代的な体内時計の面から見ても、朝ごはんは食べたほうがいいのです。

血流のことを考えたときに朝食におすすめしたいのは、やっぱりごはんとみそ汁の和食。元気の「気」をもともと「氣」と書くように、お米は気のもととなります。そして、みそ汁に使われる大豆は、畑の肉と呼ばれるとおり、血をつくる原料となります。

漢方の血は、血液だけでなく栄養やホルモンをも含む概念であることはお伝えしました。この豊かなホルモンをつくるという意味で、血をつくる薬膳効果のある食材を積極的にとってほしいのです。女性ホルモンのバランスを安定させたい方にとっては、とくに大切な視点です。

みそ汁を強くすすめるのには、理由があります。

女性ホルモンのような働きをすることで有名な大豆イソフラボンですが、実はそのままの形で利用することはできません。腸内でエクオールという成分に活性化されて、初めて十分な効果を発揮することができるのです。

エクオールには、カサカサの肌をうるおいたっぷりの肌にしたり、抜け毛を減らして豊かな髪を生み出したり、胸を大きくし、腰のくびれをつくって女性らしい体型にしたり、骨粗鬆症《こつそしょうしょう》を防いだり、更年期のホットフラッシュなどの症状を楽にしてくれたり……と、女性にとってうれしいさまざまな効果があります。

この自然の恵みは、みそをはじめとする大豆製品を食べることで、より多く受け取ることができます。

さらに、毎日続けて食べることが大切です。大豆イソフラボンを使えるように活性化するのは、大豆をエサにする善玉菌です。ふだんからあまり大豆を食べないでいると、エサがない状態が続いた腸内からその善玉菌が消えていってしまうのです。

実際に、株式会社ヘルスケアシステムズの「ソイチェック®を用いた、エクオール産生能と食生活に関する全国調査」によると、七十代以降の世代ではこのエクオールをつくれるひとが半分以上いるのに対し、食習慣が欧米化している十代では二〇％台にまで落ち込んでいるのです。これは、食生活の変化により、大豆製品を食べる若いひとが減っているからではないかと考えられています。

大豆製品全般がおすすめですが、とくにみそ汁がいいのは、みそは活性化される種類の大豆イソフラボンの量が他の大豆製品に比べてずっと多いためです。善玉菌を増やしながら、さらに大きな効果を手に入れることができます。

もちろん、血を補うという点そのものでも、みそは最適です。

他にも、朝ごはんに取り入れたい「血流たっぷり」食材には、にんじん、ほうれん草、鶏肉、卵、干ししいたけ、山芋、黒ごまなどがあります。

朝ごはんで体を目覚めさせ、ホルモンたっぷりの血流をつくり出していきましょう。

また、九〜十一時の脾の時間は、「運化」の時間でもあります。運化とは、気や血を動かすこと。頭も体も動くことで高いパフォーマンスが期待できるので、集中して仕事や運動などをしたいですね。

【心と小腸の時間　十一〜十五時】

昼寝が長生きと健康にいい

正午を挟む十一〜十三時は「心」の時間とされ、全身に血流を送るだけでなく、漢方では精神の働きにも大きくかかわるとされます。

そして同時に、正午に陽のピークの時間を迎えます。陽の力が頂点に達して逆転し、夜に向かって陰が増えていく転換点でもあるのです。
そして、十三〜十五時までは、「小腸」の時間とされ、栄養吸収に適した時間です。「おやつ」は江戸時代に「八つ時」（十四〜十五時ごろ）に軽い食事をとったことが語源です。かつては朝夕で一日二食が基本でした。

この時間帯に昼休みをとるひとが多いと思いますが、まさにベストな時間帯です。激しい運動は避け休息をとること、昼寝をすることで体の陰陽の転換、それに続く栄養吸収がスムーズにでき、午後からの活力を生み出すのです。

この小腸のめぐりにかかわる「経絡」は、視覚や聴覚にも影響します。目の疲れや難聴、耳鳴りといった不調を抱える方は、感覚器を休ませる意味でも昼寝が大切です。

とくに「気虚体質」の方は、食後に眠気が出ることが多いはずです。この食後の眠気は、体からの「休みなさい」「眠りなさい」の合図。ぜひ昼寝をするようにしましょう。体質上の悪影響を減らすことができますし、体質の改善にもつながります。

昼寝をする場合は、十五時までに、短い時間にとどめるのが効果的です。それ以上遅くなったり、長くなったりするようだと、夜の睡眠に悪影響を与えてしまいます。

三十分以内の昼寝をすることで認知症の発症を抑えられますが、逆に一時間以上の昼寝だと認知症になりやすいことも知られています。

中国や台湾では昼食後に昼寝をします。「子時大睡」「午時小睡」といって、子の刻（二十三〜一時）には長い睡眠を、午の刻（十一〜十三時）には短い睡眠をとるとよいという言葉があるほどです。また、スペインやギリシャといった南欧諸国などでのシエスタという昼寝の習慣も有名です。

残念なことにギリシャでは二〇〇〇年前後にシエスタの習慣をやめさせようという圧力が強くなり、実際にシエスタの習慣が減りました。

この睡眠習慣が大きく変化する時期に、二万三千六百八十一人ものギリシャ人の男女を対象に、その影響が調査されました。

すると約六年の調査の間に、定期的に昼寝をしたひとは、昼寝をしていないひとに比べて冠動脈疾患で死亡するリスクが三七％も低いという結果が出たのです。もっとも大きな影響を受けたのは、働く男性ということでした。

また、同じくギリシャの心臓専門医らによる研究では、二十四時間、血圧計で測定を続けたところ、昼寝をした群は昼寝をしていない群に比べて最高血圧が五・三㎜Hg低かったということもわかりました。これは、塩分やアルコールを控えたり、高血圧治療薬を少量服用したりしたときの効果に匹敵するほどです。

血圧が高くなるのは、体が適正な血流を維持しようとするためでもあります。心臓ががんばって圧をかけないと全身に血流を送れない状態になるから、血圧が上がります。昼寝で心臓の負担を減らせば、それは自分に無理をさせないということなのです。

陰陽の転換点である正午のあとは、休息することを体が求めている時間だと漢方では考えられてきました。そして、最新の睡眠に関する研究でも、昼寝の必要性が明らかになっています。

心臓を一日の折り返し地点で休ませてあげることで、午後からもしっかりと血流を全身に送り出す。

短い時間でもよいので、ぜひ昼寝をしてみませんか？

格段に午後からの生活が楽になります。そして、体が楽になると、心の安定や幸福感へとつながっていくのです。

【膀胱の時間　十五〜十七時】

慢性病の予防・改善には「背骨ストレッチ」

十五〜十七時は尿をためる排泄《はいせつ》器官である「膀胱《ぼうこう》」の時間です。

この時間帯はおしっこをがまんしないようにするほうがいいといわれています。

またこのあとは「腎」の時間へと続き、水分代謝の時間帯でもあります。ちょうど十五時のおやつの時間なので、お茶で水分をとってトイレに行くようにすると、デトックスにも血流改善にも効果的です。

ただ、それよりもここで注目したいのは、膀胱を通る経絡である「膀胱経」です。この膀胱経が活性化することは、病気、とくに慢性的な病気で悩んでいる方にとって非常に大切な意味をもちます。

漢方の時間治療である子午流注の理論では、その臓器そのものが活性化するという意味もありますが、同時にその臓器が通る「経絡」の活性化する時間をも意味してい

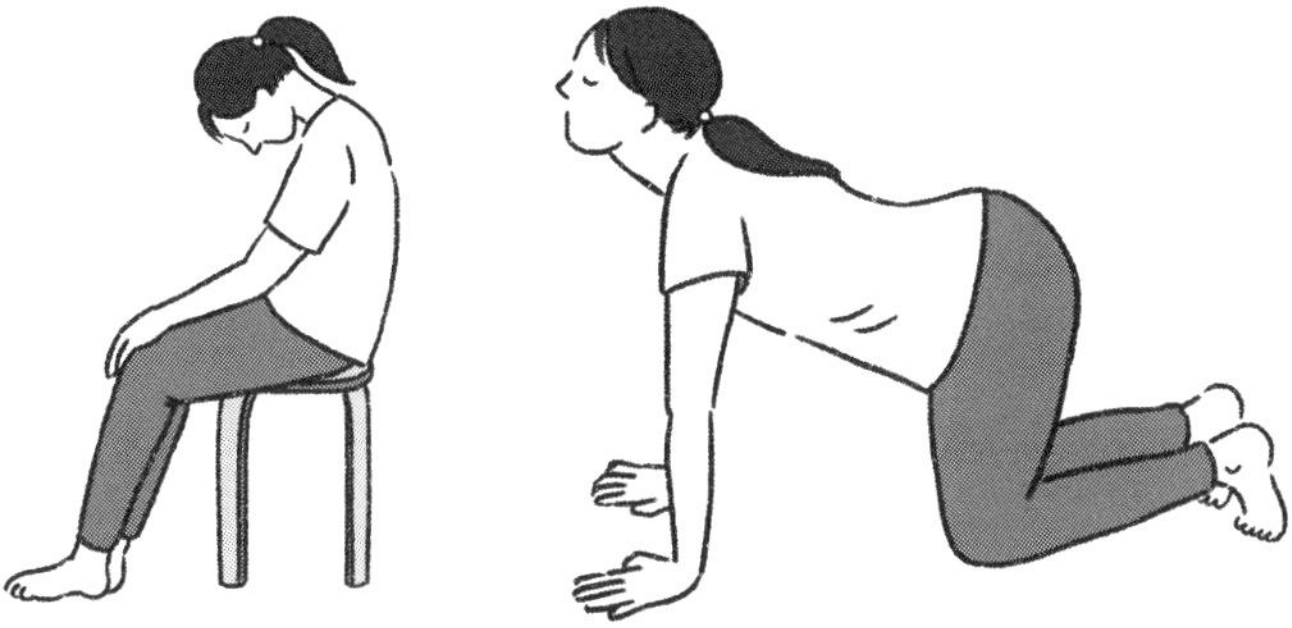

ます。経絡というのは、体の中のエネルギーの通り道のこと。鍼《はり》やお灸《きゅう》で使われるツボは、この経絡の上にあります。

このツボの中でさまざまな慢性病の改善に活用される「兪穴《ゆけつ》」という重要なツボがあります。この兪穴のほとんどは膀胱経の上にあるので、膀胱経が活性化する時間帯というのは、慢性病の予防や改善にとても重要になってくるのです。

兪穴は、ちょうど背骨に沿った場所にあります。この時間帯は意識して、背骨のストレッチやマッサージをしてみてください。

背骨のストレッチでおすすめなのは、ヨガで行う「ネコのポーズ」。四つんばいになって、息を吸ったり吐いたりしながら、背骨を丸めたりそらせたりします。

ただ、仕事中の方は職場でいきなり四つんばいになるわけにもいきません。その場合は椅子に座ったままで、ネコのポーズをしてもよいでしょう。

手でグーをつくって背中に回し、背骨に沿ってマッサージするのも手軽な方法で、おすすめです。

【腎の時間　十七〜十九時】
血の不足は人体のオーバーヒートを招く

十七〜十九時は「腎」の時間とされます。

漢方でいう腎というのは腎臓だけを指すのではなく、生命力そのものを意味しています。また、夕暮れ時は陰と陽が均衡し切り替わっていく時間帯です。活発に動いていた昼の陽のエネルギーから、鎮静と穏やかさをつかさどる夜の陰のエネルギーへと変わっていきます。活動する力である陽のエネルギーが減ってくるので、疲れを感じるひとも多いでしょう。

仕事もできればこの時間帯までに終えたいものです。十九時よりも遅くなるようだと、陰と陽の切り替わりが自然のリズムとずれ出します。

西洋医学的にいえば、交感神経から副交感神経が優勢な時間帯への切り替わりを逃してしまうことになります。そして、この時間の遅れが、睡眠の質の低下や翌日のパフォーマンスの低下へとつながってしまうのです。

この陰が不足すると出てくるのが、夕方から現れる症状です。

なんだか頭がボーッとする、だるくて動きたくない、熱っぽい……。こんな症状が夕方になると出てくる場合は、単なる仕事の疲れだけではなく、日中のストレスで陰が消耗し、そのため体のうるおいが減り、熱っぽくなることが原因です。

スマホやパソコンを動かしすぎると熱くなりますよね。同じことが体でも起きていると考えるとわかりやすいでしょう。スマホを熱いまま使いつづけると、電池や部品の消耗が早くなり、寿命が短くなってしまいます。

それは人間も同じ。オーバーヒート状態なのです。

過度なストレス、疲労が体の中に炎症状態をつくり出し、病気や老化を促進します。昔のひとが、うるおいや生命を育《はぐく》む力を陰にたとえ、その不足が熱っぽさを出すとしたとらえ方の的確さに驚きます。

とくにこの症状に気をつけてほしいのは、「血虚体質」のひとです。体重が少ない方にも出やすい傾向があります。

血は「陰血」ともいいます。血そのものが穏やかさやうるおいを与える力を保っているため、血の不足は体のオーバーヒートを招きます。

夕方にダウンしてしまう、オーバーヒート状態になるという場合は、「血流たっぷり」食材と合わせて、うるおいを補う食材も取り入れてみましょう。

豆乳、豚肉、トマト、れんこん、きくらげ、レモン、貝類などが代表的な陰を補う食材です。お茶では番茶や緑茶といったものがおすすめです。

自分自身のためにも、残業は遅くても十九時までと決めてみませんか？　そして、夕方のだるさ、熱っぽさが出たら要注意のサインだと心にとどめておきましょう。

【心包の時間　十九～二十一時】
眠りへの準備として心をメンテナンスする

十九～二十一時は「心包」の時間です。

心包とは実際の臓器というよりは、漢方の概念上の存在です。心臓の外側にあり、外から悪いものが入ってこないように、心を最適な状態に保っています。

漢方でいう心臓とは、血液を送り出す心臓はもちろん、精神をも意味しています。肉体と精神の中枢を守るものだと考えてもらうとわかりやすいでしょう。

この時間帯は夕方から減ってきた陽気がさらに減少し、陰気が増えていきます。一日の疲れを癒《いや》し、睡眠に向けて休息度を高めていくことが非常に重要な時間帯です。

心包の時間に軽い運動をすると「外邪《がいじゃ》」を防ぐ力が高まるといわれていますが、あくまでも軽い運動にとどめましょう。

激しい運動をすると、日が沈んでから鎮静に向かっていた自律神経が落ち着かず、交感神経が優勢になってしまいます。よい眠りのためにもあまり好ましくありません。

代わりに、ゆったりとしたヨガやストレッチ、入浴がおすすめです。

また、気をつけたいのは照明です。

朝、太陽の光を浴びておくと、だいたい十五〜十六時間後、ちょうど寝る前に睡眠を促すホルモン・メラトニンが分泌されやすくなります。ところが照明が明るいままだと、このホルモンが出にくくなってしまうのです。

この時間帯は、ゆっくりと過ごすだけでなく、間接照明に切り替えるなど環境を整えておくと、より眠りやすくなります。

どうしてもさまざまなストレス、疲労などが積み重なって、どっと疲れが出てしまいがちな時間。また、夕食の準備をする立場にある方は、この時間もバタバタと動き回らざるをえない面もあるでしょう。

それでも一息つける時間を短くてもいいので、しっかりとつくりませんか?

自分の心を回復させる時間をつくることで、外から悪い影響を受けないように対策を取るのです。

ひとの心は弱いものです。何のメンテナンスもしなければ、気づかないうちにほころびができてしまいます。お肌のお手入れをするように、心もメンテナンスの時間を取るのです。

おすすめしているのは、お茶をゆったりと飲む習慣です。自分のためにお茶を淹《い》れる。いつも後回しにしがちな自分をきちんと大切にしましょう。

コーヒーなどでもいいのですが、カフェインを多くとってしまうと眠れなくなったり、睡眠の質が悪くなったりする場合もあります。あまり過敏になる必要はありませんが、番茶やほうじ茶、ハーブティなどのほうがよいでしょう。

お茶を飲むのにも、ただ飲むのではなくて、コツがあります。ヨガや座禅のときに「調身、調息、調心」といって、体を整えて、呼吸を整えて、心を整えていく手順がありますが、それを手軽に取り入れる方法です。

【調身、調息、調心】

①座った状態ですっと背筋を伸ばす。

②目を閉じる。
③ゆったりとした呼吸をし、呼吸に意識を集中させる。
④今日あったよかったことを思い起こし、感謝とやさしい気持ちで自分を満たす。
⑤「こうなりたい」「こうありたい」という夢や目標を口に出し、お茶を飲む。
⑥温かいお茶が喉を通り、体に温かさが広がるのを感じながら、なりたい自分、ありたい自分のイメージも全身へと広がっていくことを思い描く。

【三焦の時間　二十一〜二十三時】

「はちみつショウガレモン」が血流をつくる

二十一〜二十三時は「三焦」の時間です。

三焦とは、漢方では全身にくまなく気や血を届けるとされ、また消化も担当しています。血流を生み出し、運ぶうえでとても重要な器官です。

またこの時間は、体を癒す陰の力がピークに向かいます。電気のない時代には、天も地もひとも、万物が休む時間だとされていました。

この時間帯はゆっくりと過ごし、消化器官を休ませましょう。

現代生活では、仕事が遅くなり、この時間帯に食事をとる方も少なくありませんが、本来の体にとってはすでに眠っているはずの時間です。

かつて人類は、日の出とともに起き、日没とともに休んでいました。電気のない時代、また灯りの油も貴重だった時代では、深夜ともいえる時間だったのです。

夜の陰の時間帯には、副交感神経が優位になります。すると、胃や腸といった消化器官の運動は高まります。

食事をしてからしばらくすると胃は空っぽになります。するとぎゅーっと強い収縮が起こり、その収縮は胃だけではなく小腸へと伝わります。

この収縮の伝わりによって胃や腸の中に残っている食べカスや古い粘膜などが掃除され、胃腸がきれいになるのです。胃腸の掃除は空腹状態であれば約九十分ごとに起こります。八時間眠ったとしたら、五回もの大掃除が行われることになります。

ところが、夜の食事が遅かったり、食べすぎていたり、消化に悪いものが多かったりすると、この掃除が十分にできなくなります。

掃除ができず胃腸が汚れて弱ってしまっているのが、現代の血流不足の一番大きな原因といっても過言ではありません。なぜなら血は胃腸でつくられるから。食べすぎや夜遅くの食事で胃腸が弱ることで、血流が生み出されなくなってしまうのです。

だからこそ、胃腸を休めましょう。寝る直前の食事は避け、なるべく空腹の状態を保っておいてください。

前著で詳しくご紹介していますが、一週間夕食を抜く「一週間夕食断食」こそ、胃腸の力を回復させ「血流たっぷり」になれる最良の方法です。しかもお金もかかりません。

とはいえ、食べることは癒しでもあります。仕事で遅くなって帰宅して、「どうしても食べたい」「がまんできない！」となった経験は誰にでもあるでしょう。

また、おなかがすいて血糖値が下がるとイライラしてきます。交感神経が高まってストレスホルモンが分泌されてしまうのです。

そんなときは、「甘味」をとってください。

漢方では、臓器ごとに密接な関係をもつ味が決まっています。肝は「酸味」、心は「苦味」、肺は「辛味」、腎は「鹹味《かんみ》」（塩辛い味）、そして、「脾＝消化器」は「甘味」です。

甘味をとることで、胃腸の働きをアップさせることができます。

実際に、糖分をとると副交感神経の働きが高まり、消化器の運動が活発になります。寝る前にとると太ってしまう印象があり、避けがちな糖分ですが、適量であれば体に癒しの効果をもたらし、眠りの質をよくする働きもあるのです。

そこでおすすめなのが、「はちみつショウガレモン」。

薬膳では、味のかけ算によって体の機能を高めることができます。血流を増やすかけ算もあり、それが「甘味×酸味」。甘いものとすっぱいものの組み合わせで、血流をつくる働きをアップすることができます。

天然の甘味であり、癒し効果の高いはちみつ。

同じく天然の酸味であり、血にとって重要な肝に働きかけるレモン。

さらに、消化器の機能を高め、血のめぐりをよくするショウガ。

この組み合わせは、寝る前の「癒し&血流たっぷり」作戦にとって最強です。


【「はちみつショウガレモン」の作り方】

① レモン一切れ、ショウガ一片にはちみつを少し垂らす。
② 好みの量のお湯を注いで出来上がり。

ハーブティなどと組み合わせてもいいでしょう。

もし手に入るのなら、ショウガの代わりに「乾姜《かんきょう》」を使ってください。生のショウガは続けて使うと体の芯を冷やしてしまいます。また、消化機能が高まりすぎて寝る前に食欲が出て困るひとが稀《まれ》にいます。

乾姜は、ショウガを蒸して乾燥させたものなのですが、生のショウガの欠点になる部分がカバーされています。内臓を中から温めますし、消化機能が高まりすぎて食欲がよけいに出て、夜食に走るということもないでしょう。

はちみつを使っているので、一歳未満の赤ちゃんには飲ませないでください。

十九〜二十一時の心包の時間、二十一〜二十三時の三焦の時間を厳密に区切る必要はありません。先述した「調身、調息、調心」と組み合わせるとより効果的です。

お休み前の癒しの時間に、おいしくゆったりと血流をアップしましょう。

もちろん、はちみつの入れすぎや飲みすぎは禁物ですよ。

【胆の時間　二十三〜一時】

二十三時までに寝ると絶大な効果が得られる

二十三時までに寝ると、体と心に絶大な効果が得られます。ひとを癒す力であり、HPともいえる陰の力を最大限に補うことができるのがこの時間帯だからです。

陰が一日の中でもっとも強くなるのは二十四時。その前後二十三〜一時の時間帯を「子の刻」といいますが、このタイミングは陰陽の転換点でもあります。

この時間帯に睡眠をとることで、癒しの力である陰を十分に回復することができ、血流のためにもいいのです。

中国では、「一度の食事よりも子の刻に睡眠をとるほうが大事だ」という意味のことわざがあるほどです。それほどまでに、二十三時までに寝ることは重要だとされてきました。

これまでにもふれてきましたが、陰と陽を西洋医学的な説明で言い表すと、副交感神経と交感神経になります。癒しの副交感神経が夜に優位になり、活動的な交感神経が昼に優位になる。この入れ替わりが陰と陽の入れ替わりとぴたりと一致するのです。

そして、睡眠不足になると翌朝の自律神経のバランスが乱れることが最新の研究からもわかっています。先ほどご説明したメラトニン分泌の時間を考えても、朝七時に起きるとすれば、二十三時までには布団に入るとよいでしょう。

伝統的にいわれていることと最新の研究の両側面から、二十三時までに寝ることの大切さが明らかにされているのです。

また、この二十三〜一時までは、「胆《たん》」の時間です。

胆というのは、西洋医学では胆汁を分泌することで消化を助ける臓器です。

漢方では消化器官の一部でもありますが、同時に、「胆が据わる＝物事を恐れたり驚き慌てたりしなくなること」「胆力＝物事を恐れたり尻込みしたりしない精神力」などという表現があることからわかるように、気力や度胸と深くかかわります。

二十三〜一時というのは、この胆の力を養う時間でもあるのです。

何かあるとびくびくしてしまう、勇気をもって行動できないという方は、とくにこの時間を大切な睡眠の時間ととらえてください。胆の働きを高めることで、勇気をもって行動する力をつけることができます。

血流も、心の状態も、仕事上のパフォーマンスも、すべての点において二十三時までに寝るのは、強くおすすめしたいことなのです。

【肝の時間　一〜三時】

熟睡が血流をつくり、浄化する

血流にとってもっとも大切な時間は、一〜三時です。

この時間は「肝」の時間とされ、全身の血流が肝に集まります。そして血流の汚れが浄化され、新鮮な血がつくられます。

「肝は血を蔵す」という言葉があるとおり、肝臓はたくさんの血を蓄えています。毎分一・五ℓもの血液が肝臓に流れ込み、全身の血液の一〇〜一五％が集まっていますが、これだけ大量の血液が集まるのは、肝臓のデトックス機能のためでもあります。

食事からの栄養や食品添加物、体に入ってくる医薬品や有害物質、あるいは全身の細胞から出る老廃物……。それらは基本的に血流に乗って全身をめぐります。そして肝臓を通るときに、解毒されたり、栄養素が別の形につくり変えられたりするのです。

肝臓は人体最大の解毒器官といってよいでしょう。

ごはんを食べて消化吸収される栄養素は、腸から吸収されて血流に乗って全身に送られるわけではありません。門脈という血管から肝臓を経て、全身に送られます。肝臓でいったん処理をしてから送り出されるのです。

そのため、日中の肝臓は大忙し。食事をとるたびに吸収される栄養の処理で手いっぱいになります。

その代わり、寝ている間は食事からの栄養が送られてこないため、消化以外の機能が高まります。

夜の間に疲れがとれるのは、肝臓が疲労物質をしっかり分解してくれるためでもあります。また、横になると肝臓に送られる血流がアップするため、より肝臓の機能が高まるのです。

同様に、夕食断食をすると翌朝に体が軽いのは、食事からの栄養を処理する負担が軽くなるため、肝臓がデトックス効果を存分に発揮してくれるおかげです。疲れがひどいときほど夕食を抜いたり食事時間を早めたりするのが効果的といわれるのは、肝臓が疲労物質の分解を高めるからなのです。

また、生命の活動に欠かせないDNA原料の一種は、肝臓の時計遺伝子で供給がコントロールされていることが京都大学の最新の研究でわかってきました。

このDNA原料は、実は人間のエネルギー活動をも支えています。

ブドウ糖が細胞の中で燃えてエネルギーになるのですが、せっかくつくったエネルギーをためておかないと、スムーズに活動することができません。

そのために人間はＤＮＡ原料を利用したＡＴＰという蓄電池をもっています。エネルギーがつくられると、蓄電池はチャージされます。この蓄電池ＡＴＰからエネルギーを取り出してぼくらは活動しているのです。

全身の細胞に蓄電池があって、エネルギーを利用しているということです。この蓄電池がないと、エネルギーをつくって蓄えておくことができません。

そして、全身で利用される蓄電池は、夜間に肝臓の働きによってつくられていることがわかりました。夜間に肝臓ががんばってくれるからエネルギーを蓄えることができ、それが浄化された血流に乗って全身の細胞一つひとつに運ばれるからこそ、日中に人間は元気に活動することができるのです。

眠るのが遅くなった翌日や徹夜をしたあとなどに、疲れがとれないのは当然です。

そしてもう一つ、重要なことがあります。

二十三〜一時を胆の時間、一〜三時を肝の時間だとご紹介しましたが、胆と肝は二つで一つの関係にあります。

つまり、胆がよい状態にあるからこそ、肝が十分な力を発揮することができる。胆の時間にしっかりと陰陽の切り替えが行われ、準備があってこその肝の時間、だということです。

睡眠時間は重要ですが、長さだけではなく、寝るタイミングもとても大切です。だから何としてでも二十三時までに、遅くとも二十四時までには寝ましょう。

【肺の時間　三〜五時】
一日は呼吸から始まる

夜明けの大腸の時間から始まって、二十四時間の流れを見てきましたが、最後の三〜五時は「肺」の時間です。

夜は自律神経のうち、体に鎮静を与える副交感神経が優勢になります。副交感神経が優位になると気道が狭くなるため、明け方に喘息《ぜんそく》の発作が出たり、呼吸が苦しくなったりしやすいのです。

そういった呼吸器系のトラブルが出やすいことから、昔のひとは明け方前の時間を肺の時間としたのでしょう。

一日の時間の流れと体の関係を、わかりやすく起床時間である五〜七時から解説してきましたが、実は漢方ではこの肺の時間帯こそが始まりです。

全身にある気血のエネルギーの通り道である経絡は肺に集まっていて、肺から始まるとされているのです。それは、呼吸こそが生命を生かす要だということを古代の人間も知っていたからでしょう。

全身の細胞のうちもっとも数が多いのが、赤血球の細胞です。全身に酸素を届ける唯一の存在である赤血球がたくさんあるのは、人間にとって呼吸が何よりも重要なことの表れです。

血流を改善するとさまざまな体の不調がよくなるのも、全身の細胞を生かすも殺すも、血流が届ける酸素にかかっているからにほかなりません。

肺は呼吸を担当する臓器ですが、漢方では精神と肉体をつなぐ役目も果たしているとされています。

呼吸が止まったとたんに、ひとが死を迎え魂が肉体を離れることもあり、昔のひとはそう考えたのでしょう。

陰の時間であり、副交感神経が優位だった夜も終わりを迎えるころ、体を活動させる陽の力である交感神経が優位になり出します。

体の中は目覚め、新しい一日を始める準備が行われるのです。

目が覚めたら、ぜひ朝の光を浴びてください。

睡眠ホルモン・メラトニンの分泌を一気に抑え、眠気を吹き飛ばします。さらに太陽の光が人間の体内時計をリセットし、気持ちのよいスタートを切る手助けをしてくれるのです。

そして、朝の光を浴びたことによって、十五〜十六時間後に再びメラトニンが分泌されるスイッチがオンになります。気持ちよく目覚める行動が、心地よい夜の眠りへとつながるのです。

陰陽を繰り返し、一日を積み重ねる

第二章では、一日の整え方について見てきました。

朝目覚めて、夜眠る。

陽である昼に活動して、陰である夜に休息をとる。

こうして一日、一日を積み重ねていく。

あたりまえのように過ごしてしまいがちですが、この繰り返しのリズムこそが、一か月になり、一年になり、人生になっていきます。

気持ちのよい毎日を過ごせば、毎日の積み重ねである人生も気持ちよく生きることができる。ぜひ、古くから伝わる漢方に基づく暮らし方を取り入れてみてください。

うまくできないときも、忙しさに追われて生活がめちゃくちゃになってしまうときもあるでしょう。

それでもいいのです。また、取り戻せばいい。

一日を整えるのは、いつからでも始めることができます。途中でうまくいかなくても、いくらでもやり直すことができます。

そんなときに立ち返ってほしいのは、睡眠です。まず、寝る時間を決めて、睡眠時間を確保しましょう。睡眠の状態をよくすることに最優先で取り組んでみてください。

人間、いつまでも無理ばかりできません。日々の仕事や家事に忙殺されてしまっているときにこそ、立ち止まってください。そして眠って血流を整えてください。

気持ちよく眠って、起きる。

いつでもそこからまた新しい一日を始めることができるのです。

第二章

一か月の流れは「月のリズム」で整える

月経周期のリズムに乗れば、人生はぐんとうまくいく

「生理前の一週間くらいと生理中とで、一か月の半分は体調がよくありません。人生の半分が不調とは、なんてつまんないんだろうって思ってました」

一人の友人がこんなふうに言っていました。

実際、女性は月経周期に合わせてホルモンリズムが変化し、大きな影響を受けます。体調はもちろんのこと、感情も強く左右され、気持ちでどうにかなるものではありません。

一か月の半分を不調で過ごすひとと、ほとんどすべて快調というひとでは、生活の質がまったく異なります。だからこそ、月経周期を整えて、逆に利用することができたなら、格段に人生はうまくいきます。

当然といえば当然です。生理中の貧血でフラフラしながらがんばるより、生理前に

イライラしながら大事な話をするより、高温期のむくんだ状態で写真撮影するより、絶好調のときにがんばったり、大事な話をしたり、写真撮影をしたりしたほうがいいですよね。

自分のもつ生体リズムを無視して何かをするというのは、爽《さわ》やかな快晴の日に走らずに、あえて台風の暴風雨の中でジョギングするのと同じです。

一日二十四時間にリズムがあったように、一日の積み重ねである一か月にもリズムがあります。

日の出と日没という太陽のリズムに合わせて一日という単位がつくられているのに対して、一か月の長さが約三十日というのは、月の満ち欠けのリズムが約二十九・五日であることが起源となっています。そして、それとほぼ同じリズムである月経周期の変化の単位でもあります。

一か月という単位は、女性のリズムと深い関係があります。

生理のことを医学用語では「月経」といいますが、これは安土桃山時代の文献、さらには『古事記』にも出てくる古い言葉です。英語の「menses」をはじめとして民族、文化を問わず世界中の国々で同じように月にちなむ言葉で呼ばれています。

現代社会では、規則的に生理が来る女性の月経周期は二十八日がもっとも多いのですが、これには照明も大きく影響しているようです。今よりも照明が暗く、普及していなかった昭和初期の統計では、三十日周期の女性がもっとも多く、二十八日周期のひとは三％を下回っていたという記録があるからです。

実際、月経周期というのは、太陽の光の影響を強く受けます。

現在は人工光の普及によりこの傾向はあまり見られませんが、かつて、北極圏に住むエスキモーの女性は、冬になると生理がなくなることが知られていました。それは冬になるとほとんど日が昇らず、長い夜が続くためです。

日照時間が短くなると、睡眠ホルモンとして知られるメラトニンの量が増えます。夜があまりに長く続く極地の環境では、過剰なメラトニンの働きで女性ホルモンの分泌が狂い、生理が起きなくなってしまう。それくらい、太陽の光は月経周期に大きな影響を及ぼすのです。

そのため、まずは第二章でご紹介したように、睡眠を最優先にしてみてください。

それだけで格段に女性ホルモンのリズムは整いやすくなります。

一日の積み重ねが一か月になっているのを実感できます。


そして、この月経周期は、赤ちゃんを産むために体に備わっている仕組みです。そのため、恋愛やパートナーシップに無意識のうちに絶大な影響を与えているのです。

恋愛やパートナーシップのことでつらい思いをし、悲しい出来事に遭遇するひとも少なくありません。

でも、あなたが悪いわけではありません。月経周期に代表される、性や生殖にかかわる本能の部分がそうさせている可能性がとても高いのです。


動物で理性というものをもったのは、おそらく人間が初めてだといわれています。脳の大脳辺縁系という部分を進化させることで、人間は心を発達させてきました。

進化の歴史の中で、新しくできた部分は、過去にできていた部分に大きな影響を受けます。新しくできたほうが以前からあるものよりも高性能ではないかと思うかもしれませんが、あくまでも過去の土台の上につくられているため、以前からあるものの影響を大きく受けるのです。先輩に逆らえない後輩のようなものです。

恋をしたときに、まず動くのは「爬虫類脳《はちゅうるい》」と呼ばれる脳の中でも古い部分です。ここが動くと、理性で押しとどめようとしても止まりません。

あなたも、恋愛中、自分の理性でコントロールできなかった経験はありませんか？その経験が教えてくれるとおり、理性や考える力は、実は本能の前では弱いものです。そしてこの脳の働きや感じ方は、月経周期に合わせて変化します。


交際、結婚、妊娠、出産という人生の大きなイベントは、すべて恋愛と性にかかわります。人間がこうして産まれて、長い歴史を紡いできたのも、そこには恋愛と性があり、新しい命が誕生したからにほかなりません。

「たかが恋愛や性のことなんて……」と思うかもしれませんが、逆です。

恋愛と性は動物の本能的欲求の一つです。根本にあることだからこそ、この部分を無視してしまうと、あらゆることがうまくいかなくなってしまいます。

繰り返しになりますが、漢方では「女性の体は血が基本」、つまり、女性にとって血こそが大事であるといいます。**女性の体と心について知るためには、血流なくして**

語れません。そして、血流は月経周期をはじめ、恋愛や性の問題に直結しています。

この章では、一か月のリズムである月経周期と、それにまつわる恋愛や性について学んでいきましょう。

そして、血流を整えることでうまく一か月の波に乗っていきましょう。

生理のリズムは陰陽のリズムである

第二章でも少し書きましたが、女性が毎朝、起きたときの基礎体温を測っていくと、基本的に「低温期」と「高温期」の二相に分かれます。

この変化は、自然の移り変わりとまったく同じです。

一日に太陽の日の出、日没があり、昼と夜が生まれるように。

一年に夏と冬があり、暑くなったり寒くなったりするように。

女性の体温は一か月の周期で低くなったり、高くなったりしているのです。この入れ替わりこそ、陰と陽の移り変わりのリズムです。

毎日の夜と昼に合わせて休息と活動のリズムが安定していれば、一か月の低温期、高温期のリズムも安定します。毎月の月経周期が安定していれば、一年の季節の変動にも体は自然とついていけます。これが積み重なって人生というリズムをつくります。

これは、人類の歴史と同じです。生まれて成長し、そして老いて亡くなっても、また次の命が育《はぐく》まれ、成長するというリズムが続く。

連綿と受け継がれてきた命の流れの中にもまた、陰と陽のリズムが現れるのです。

昼と夜の長さも、四季の移り変わりも、人間の力では変えることができませんが、自分の月経周期は自分で整えることができます。

自分の体の中の大切な陰陽のリズムを、女性は自分で変えていくことができるのです。新しい命を育むことで、陰陽のリズムを次の世代へとつなぐ力をもつ女性だからこそ、その体から人生の流れでもある陰陽を整えることができます。

これは、月経周期というリズムをもつ女性だけの特権です。

月経周期が陰陽のリズムである低温期と高温期の二相に分かれるのには、エストロゲンとプロゲステロンという二つの女性ホルモンがかかわっています。

エストロゲンというのは、卵巣にある卵子の入った袋、卵胞から出るホルモンで、卵胞ホルモンとも呼ばれます。

別名「美のホルモン」。女性の若々しさを保ち、新陳代謝を高めます。また、コラーゲンの生成を助けることで髪、肌のハリやツヤを保ちます。老化予防の効果は絶大で、血管を丈夫にしなやかにして動脈硬化を防いだり、骨の強度を高めて骨粗鬆症《こつそしょうしょう》を予防したりします。

閉経前後で女性の体が激変するのは、このエストロゲンが閉経後には激減してしまうためです。漢方的には陰のホルモンに当たります。

プロゲステロンというのは、排卵直後から卵巣の黄体でつくられるホルモンで、黄体ホルモンとも呼ばれます。妊娠のために欠かせないホルモンで、受精卵が着床する手助けをしたり、体温を上げたりします。こちらは陽のホルモンです。

生理のときはリセットの時期です。ここからしだいにエストロゲン（陰）が増えて

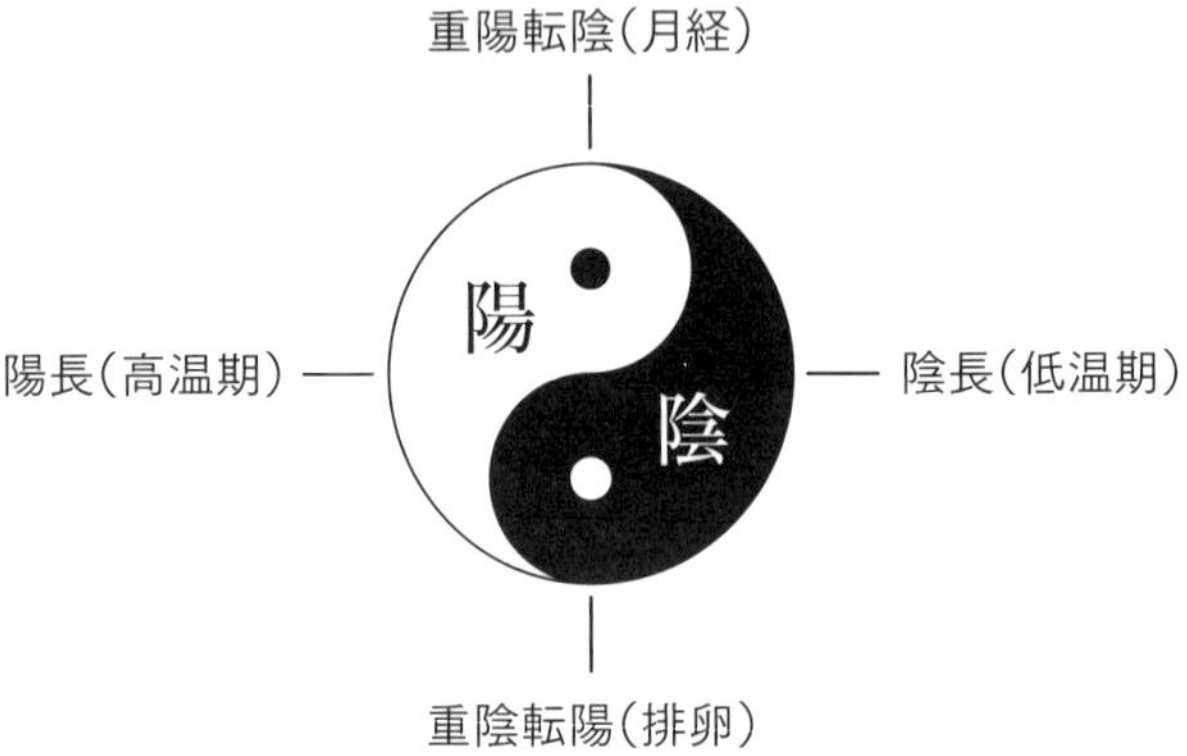

いきます。増えていく時期が低温期。エストロゲンがピークになると転換である排卵が起きて、プロゲステロン（陽）が生まれます。そして今度はプロゲステロンが増えていき、ピークを迎えるとまた転換が起きて一気に減る。このときに生理が来ます。

自然の夜と昼、冬と夏と同じ陰陽の変化が体の中で起きているのです。

ただし、女性の体の中での陰陽の変化は、勝手に起きるわけではありません。これだけ大きな変化が起きるということは、膨大なエネルギーが使われているということです。

そのエネルギーこそが、血流です。質のよい血流がたっぷりとあって初めて、この月経周期の陰陽の入れ替わりはスムーズにいきます。逆に、血流が不足するとたちどころに生理が遅れたり、基礎体温が乱れたりします。

「女性の体は血が基本」「子宮は血の海」といった、漢方で女性の治療の重要な指針になっている言葉があるのは、そのためです。

まず、たっぷりの血流があって初めて月経周期は順調に動きます。生理で何か異変があれば血の状況を疑う。婦人科系の不調を防ぐ大切な基本です。

そして、月経周期の変化によって、調子がよくなったり、イライラしたり、肌荒れや便秘が気になったり……。そんな体や心の変化を実感している女性は多いはずです。

この体や心の変化は、月経周期に合わせて大きく次の五つの時期に分けることができます。

- デトックス期（生理の経血が出ている時期）
- キラキラ期（生理が終わってから排卵までの時期）

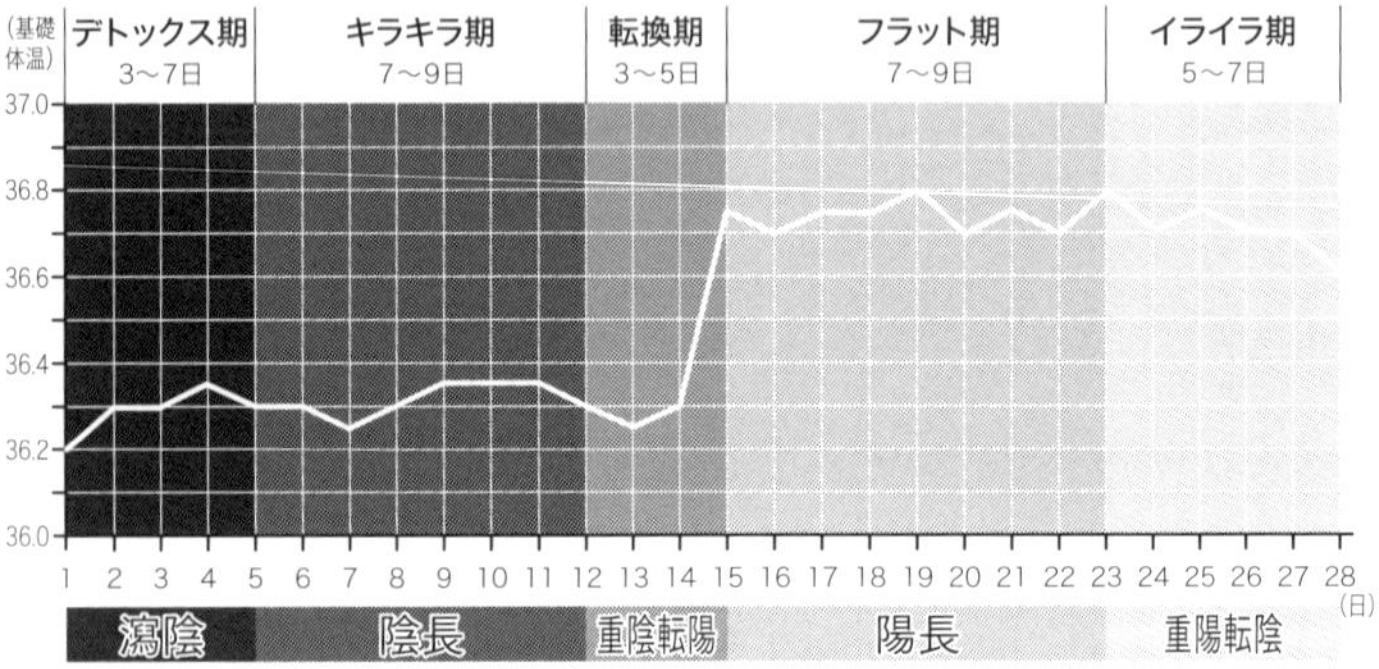

・転換期（排卵期）
・フラット期（高温期前半）
・イライラ期（高温期後半）

それぞれの時期で、体の中のホルモンのバランスも、陰陽のバランスも、血流の状況もまったく異なります。そのため、五つの時期それぞれで対策も養生法も変わってきます。

それぞれの特徴を知ってマイナス面を抑えることができれば、人生の質を一気に高めることができますし、病気や不調の予防、若さの維持につなげることができるのです。

では次の項から、五つの時期を詳しく見ていきましょう。

【デトックス期】

女性のしあわせの鍵は生理にあった

生理の経血が出ている期間が、「デトックス期」です。

この時期を漢方では「瀉陰《しゃいん》」の時期といいます。「瀉」とは水が流れ落ちる、体の外に流し出すという意味がある文字で、生理によって経血が外に流れ出ている様子そのものです。

この時期は生理痛、頭痛などの痛み、吐き気やだるさ、眠気など、さまざまな不調を感じやすい時期です。とくに血流不足のひとは、血そのものが経血として失われていくので、貧血症状を起こしやすく、不調が強く出やすくなります。

この時期がデトックス期であるのには、非常に大きな意味があります。体と心、そして人生の悪いものを捨てるチャンスでもあるからです。

生理は女性のふだんの生活の中で、もっとも女性を意識する変化であるともいえます。そのため、漢方では、生理の状態は非常に重視されています。

ここで、ちょっと生理のチェックをしてみましょう。

□生理痛がある
□レバー状の塊が出る
□経血がドロドロしている
□量が多い、もしくは極端に少ない
□色が黒っぽい、あるいは淡い

あなたはいくつチェックがつきましたか?

もしも一つでもチェックがついたなら、よい生理であるとはいえず、女性としてのバランスが不安定になっていることを示しています。婦人科系の疾患をはじめ、さまざまな病気の原因が隠れている可能性もあります。

デトックス期には血流が経血となって出ていきますが、それだけではなく、たまっていた水分や便なども出ていきます。

生理が来たらお通じがよくなったり、体重が減ったりした経験はありませんか？

生理前には高温期のホルモン・プロゲステロンの働きで、体が水分をため込みます。さらに、お通じも悪くなります。これが生理が来たとたんに一気に解放され、外に向かって出ていくのです。そのため体重が一kg程度減り、快便になる方が多いのです。


また、ここで思い出してほしいことがあります。

それは、血流が気と血の流れだということです。

生理は体にとって、一か月に一度、古くなった気と血を外に出す一大デトックスイベントです。当然、このデトックスがうまくいかないと古い気が残って滞ります。あるいは経血の量が多すぎてたくさん出ていってしまうと、気が足りなくなります。

するとどうなるか。「運気」までもが悪くなってしまうのです。

もちろん、血についても同じことがいえます。古い余分な血が残れば「血瘀《けつお》」といって汚れた血が体にたまった状態になりますし、逆に血が出すぎれば「血虚」といって血が不足した状態になります。

これでは、血流が悪くなるのも当然です。この血流の悪さが体と心の不調を引き起こします。身心の健康は血流が支えていますから、デトックスに失敗した周期というのは、体と心が思いどおりにいかないのです。

生理は、体調や病気にだけかかわっているのではありません。恋人とうまくいかない、セックスのときに痛みがあってつらい、赤ちゃんができない、夫婦関係が壊れそう……。こんな恋愛関係やパートナーシップ、セックスや妊娠、出産といった人生の大切な出来事にもかかわります。

そして、生理の不調が毎月続いているとしたら、どうしても身心だけでなく人生そのものの不調までをも招きやすいのです。

だからこそ、まずは生理を整えていきましょう。

生理の時期は、すべてを出し切る時期に当たります。

生理から始まり生理で終わる約一か月の陰陽の周期が終わって、新しい周期が始まる。いってみれば、新しくスイッチを入れるチャンスの時期でもあります。

ただ、大きく変化する時期でもあるため、体も心も不安定になりがちです。

とくに、女性の体と心を支えている血が経血となって外に出ていってしまうため、自然と血流不足になります。血という支えを失うために、体の不調がダイレクトに出やすくなってしまうのです。

これまで数多くのカウンセリングをしてきた経験から断言します。

生理の状態を改善することが、スタートラインです。

生理の状態を改善すれば、体と心の本当の意味での健康も、人生の運気さえも、圧倒的によくすることができるのです。

【デトックス期】
まず、生理痛をなくしなさい

あなたは、生理痛に悩んだことはありませんか？

そもそも、生理のときに痛みがあるのはあたりまえではありません。生理痛はないのが正常です。

とくに漢方では生理の状態を非常に重視していて、痛みはもちろんそのほかの塊、ドロドロ、月経過多もないのが理想です。

経血というのは、子宮からの単純な出血ではありません。子宮の内側の壁、赤ちゃんのベッドになる子宮内膜が一か月に一度はがれたものです。

高温期の間に出ていた黄体ホルモン・プロゲステロンが一気に減少すると、生理の始まりです。すると子宮内膜でプロスタグランディンという物質が分泌され、子宮内の血管を広げ、子宮の筋肉を収縮させます。そして、細い毛細血管の集まりである子宮内膜は、はがれ落ちるときに酵素の働きでバラバラに分解されて、経血となって外に出ていきます。

さて、なぜ本来ないはずの生理痛が出てしまうのでしょうか？

さまざまな要因がありますが、一番は子宮が冷えているためです。

子宮内膜ははがれ落ちるときに酵素で分解されると書きました。酵素というのは、体内が三七℃のときにもっともよく働きます。体温計で体の表面部分の体温を測定するとだいたい三六℃台ですが、体の深部では通常、この三七℃程度に保たれています。

ところが、体が冷えてしまうと酵素が働くことができません。酵素が活躍することができればきれいに分解されてはがれ落ちていく子宮内膜ですが、冷えがあると酵素によって分解できないのです。

分解できないために、内膜がベリベリと無理やりはぎ取られていくことになります。かさぶたを無理やりはがすことをイメージするとわかりやすいかもしれません。経血中に膜のような塊が混ざるのは、このためです。想像するだけで痛そうですよね。

無理やりはがされたところは傷ができ、出血します。そのために経血量が必要以上に多くなります。今度は、子宮は止血しようとしてプロスタグランディンを出します。この働きによって子宮は収縮するのですが、またこのときに子宮が冷えていると、うまく収縮ができません。

子宮というのは筋肉の塊なのですが、ちょっと想像してみてください。冷えた状態でいきなり全力疾走しようとするとどうなりますか？　肉離れやけいれんが起こりますよね。同じようなことが起こります。当然痛いのです。

かわいそうな子宮……。満身創痍《そうい》です。

この痛みを痛み止めで和らげようとするわけですが、「痛み止め＝解熱鎮痛剤」です。つまり、痛み止めは、体温を下げて、ますます冷え症を悪化させてしまうということ。根本的な解決法ではなく、痛みをごまかしているだけなのです。

ただ、間違えてほしくないのですが、痛いときには痛みを止めることを最優先してくださいね。鎮痛剤を使わなくていい状態にするのが大切なのであって、痛みを単にがまんする必要はありません。

痛いときには痛み止めを使いましょう。

また、経血というのは、酵素の働きによって基本的には固まらないようになっています。それにもかかわらずレバー状の塊が出るのは、子宮が冷えていて酵素の働きが低下しているのが理由の一つです。

そして経血の色が黒っぽいのは、子宮の血流が悪いからです。新鮮な血液がたっぷりと届いていれば、経血の色は明るくなります。冷えて血流が悪くなっていると古い血液が多くなり、色が黒っぽくなってしまうのです。

ここでもう一度、144ページのチェックリストで生理の状態を確認してみましょう。生理痛がある、レバー状の塊が出る、経血がドロドロしている、量が多い、もしくは極端に少ない、色が黒っぽい、あるいは淡い……。こういった生理の状態が続いてしまうということは、子宮の悪い状態を放置しているということにほかなりません。

やがて子宮内膜症、子宮腺筋症、子宮筋腫といったさまざまな病気を招きます。

こういった病気が出てしまうと、本来の生理痛だけではなく、病気が引き起こす痛みも加わって、ますます生理痛が悪化していきます。ひとによっては、一か月の半分以上痛みがあるほどです。そんな状態になってほしくはありません。

生理痛は、「冷えと血流悪化が起こっているよ。助けて〜」という子宮からのSOSです。

あなたの大切な子宮からのメッセージを無視しないでください。

冷えと血流悪化は、お互いに影響し合います。冷えると血管が収縮して血流が子宮に届きにくくなりますし、体温は血流に乗って届けられるので、血流が悪化すれば冷えるのです。

冷えと血流悪化が、あらゆる婦人科系の病気を生み出す原因です。

逆にいえば、冷えをとって血流をよくしていくことで、さまざまな病気を防いだり、改善したりできるということ。だからこそ、生理痛があったらそのままにせずに、早いうちに手当をしてほしいのです。

まず、かんたんな方法は、温めること。カイロを使うのがもっとも手軽でしょう。おすすめは「カイロサンドイッチ」。

おへその下の「丹田《たんでん》」と、背中の「仙骨」に、前後から子宮をサンドイッチするようなイメージでカイロを当てると非常に効果的です。

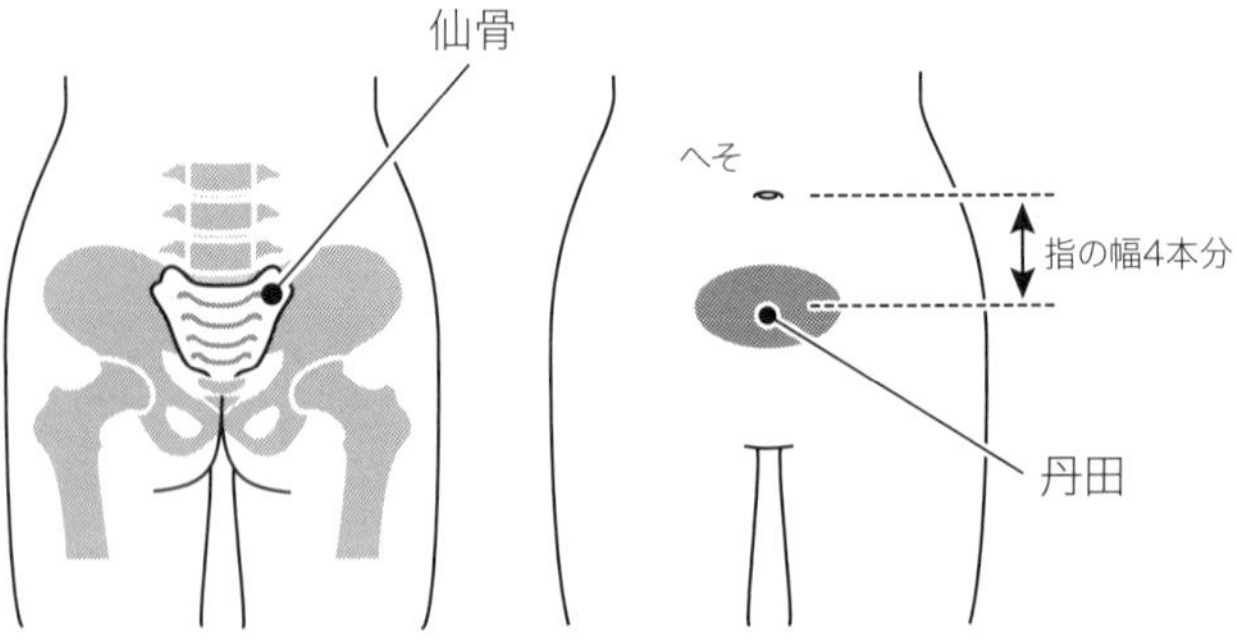

背中側　　おなか側

もう一つの方法としては、生理用ナプキンを変えることが有効です。ナプキンを変えるだけで、生理痛が大きく改善する場合も少なくないのです。

通常の生理用ナプキンには高分子吸収材が使われており、経血を吸収することで漏れや不快感をなくしています。一方で、経血をたくさん吸った高分子吸収材を当てておくことで、逆に強い冷えを感じるケースもあります。保冷剤や熱冷まし用のシートに使われるのと同じ素材なので、漏れなどの不快感を防ぐ代わりに冷やしてしまっているのかもしれません。

生理痛に悩んでいる場合には、高分子吸収材を使っていない生理用ナプキンを試してみてください。最近では大手メーカーからも高分子吸収材を使わないタイプの生理用ナプキンが販売されるようになったので、利用してみるのもよいでしょう。

また、布ナプキンもおすすめです。

布ナプキンが流行したのは、温かさを実感でき、実際に生理痛などのトラブルが減った方が多かったためです。

漢方相談でも生理用ナプキンを変えただけで、生理痛などのトラブルが激減したという話をよく聞きます。

また、体の中から温めるという意味では、生理の時期には温かいお茶や料理を積極的にとることが大切です。

日本では生理中でもアイスクリームなどの冷たいデザートや冷やした飲み物を気にせずとりますが、台湾や中国などでは家庭教育の一環で、生理中、いやそれ以外もなるべく冷たいものをとらないという習慣が根づいています。

生理中の冷たいものは体の中から子宮を冷やすことにつながります。体の中から温めるスープや薬膳茶などを積極的にとりましょう。

カイロや生理用ナプキン、温める食べ物というのは、そのときの短期的な対応策です。同時にしておいてほしいのは、「血流を増やすこと」。

血を増やすと子宮の環境がよくなりますし、体温を維持する力も底上げされます。

血を増やすことで、生理痛そのものを解決していくことができるのです。

【デトックス期】
隠れ月経過多がしあわせを奪っていた

日本の女性は妊婦健診で四割の方が貧血と診断され、先進国中でも最悪の貧血大国です。鉄分やタンパク質の摂取量が少ない、胃腸が弱くて吸収できない、食事の量が少ないなど、さまざまな理由が考えられます。

血をつくるためには何より胃腸が鍵《かぎ》を握るため、ぼくの漢方治療では、まず胃腸の状態を改善することから始まります。その結果、多くの方の血流不足がよくなり、不調や悩みが改善しました。また、これまでの著書でもその方法を詳しくご紹介し、体調がよくなったとの声をたくさんいただきました。

しかし、一つ見落としていたことがあります。

それは月経過多。**実は、月経過多が女性の不調を招き、しあわせを奪っていた大きな要因である可能性が高いのです。**

このことを教えてくれたのは、友人の産婦人科医でした。

子宮の大きさは出産経験のないひとの場合、鶏の卵Lサイズくらい。出産したことがある方でもこぶし程度の大きさです。卵の中身を割ったとしても、七〇㎖にもなりません。

一回の経血の量は、教科書的には二〇〜一四〇㎖とされています。一回の生理であって、一日の生理ではありません。生理が七日間あったとして、全部合わせてこの量なのです。

この数字はずっと前から変わっていません。子宮内膜症、子宮筋腫などの婦人科系疾患が昔に比べてはるかに増えている現代の女性に当てはまるのかは疑問です。

種類にもよるのですが、市販の生理用ナプキン夜用は一枚でだいたい一八〇〜二〇〇㎖は吸収できます。生理の期間中、一枚のナプキンで足りるくらいの経血量が正常といえます。もちろん衛生上、生理期間中を一枚のナプキンで過ごすわけにはいきませんが……。

実際にはどうでしょうか？

ナプキンを使っている場合、あふれてしまったり、頻繁に変えないといけなかったりするという場合は、明らかに月経過多だと自分でもわかります。一方で、自分では普通の量だと思っていても、実は月経過多だということも意外と少なくないのです。

ぼくがカウンセリングで聞いている範囲でも、隠れ月経過多だったというひとが非常に多くいらっしゃいました。

ナプキンがあふれそうになって交換することが多いとしたら、一枚あたり一八〇㎖として、いったいどのくらいの血液が失われているのでしょうか。しかも、昼間でも夜用ナプキンを使うことが普通になっていたとしたら……。

考えるだけで恐ろしい事態になっています。

ではどうやって、経血量を減らしたらいいのでしょうか？

経血量が増える原因はさまざまありますが、体から血が出るのは傷口以外には考えられません。子宮内膜がはがれ落ちるときに傷口ができ、それを止めることができないから出血が増えているのです。

先に、子宮内膜は酵素によって分解されていると書きました。子宮が冷えていて酵素が働きにくくなっているから、子宮内膜がベリベリとはがされ傷口ができてしまいます。つまり、冷えが月経過多を引き起こしている可能性が非常に高いのです。

繰り返しますが、漢方で「子宮は血の海」といいます。**女性にとって一番大切な血流がたっぷりあって初めて、子宮・卵巣系が健康な状態であるという意味です。**

そして、経血はこの血の海が外にあふれ出したものです。あふれる量が多すぎれば、血の海を満たす血流そのものが足りなくなってしまいます。

その影響は子宮だけにとどまりません。女性にとって大切な血であるからこそ、体や心の不調、運気にまで大きく響くことになるのです。

【デトックス期】

生理中はチキンスープで血を補う

生理中は無理をしない。これに限ります。

デトックス期は、経血が外に出ていくため、全身の血流が不足気味になります。そのために、だるさ、疲れがとても出やすくなります。

生活上で気をつけたいのは、十分な睡眠をとってとにかく休むこと。この時期の無理は禁物です。仕事上の大きなストレスも、激しい運動も避けましょう。

生理時に休養が大切であるという考え方は、労働基準法にも見られます。「生理休暇」という制度が労働基準法にも明記されているのです。戦後すぐの一九四七年に初めて法制化されました。一九八五年に改正され、第六十八条にこのように書かれています。

「使用者は、生理日の就業が著しく困難な女性が休暇を請求したときは、その者を生理日に就業させてはならない」

生理痛がひどいときは、仕事を休んでいい。

これは、法律にも認められているほどのことなのです。

もちろん、「就業が著しく困難な」状態とあるので、生理の日は必ず休めるということではありませんが、無理をして仕事をするのは、できれば避けてほしいのです。

この生理休暇という概念は欧米にはありません。日本だけでなく、韓国、フィリピン、インドネシアでも同じような制度があり、生理中は休む、生理中の女性の体は守るという考えについては、西洋よりも東洋のほうが先進的な印象を受けます。一方で逆に、法律に書かないと休みにくいという背景があるのかもしれません。

『月経のはなし　歴史・行動・メカニズム』（武谷雄二著　中央公論新社）によると、月経時の痛みにより仕事を休むなど実際に支障をきたす女性は約七％、ときどき仕事に影響するというひとを含めると三〇％近くになるそうです。また、生理中に鎮痛剤を使用しているのは全体の四〇％にものぼるとのこと。

生理のときに無理をして、鎮痛剤で痛みを抑えて何とか仕事をしているという女性が少なくないのです。

鎮痛剤が悪いわけではありませんが、痛みは体からのSOSです。決して無理をせず、しんどいときはしんどいとまわりに伝えましょう。

また、仕事のパフォーマンスも生理中には落ちてしまいがち。そういった意味でも生理中に休むのは理にかなっているといえるでしょう。

また、休むときにあわせて行いたいのが血の補給です。経血となって血が体外に出ていくために、女性はどうしても貧血気味になります。失ったら、すぐに補うことが欠かせません。

漢方・薬膳の世界では、血を補う代表食材は鶏肉です。血の原料になる鉄とタンパク質が豊富で、鶏もも肉一〇〇g中の鉄分は〇・一mg、タンパク質もたくさん含まれています。他のお肉もタンパク質は豊富なのですが、脂身の少ないヘルシーさ、お値段のお手ごろさから考えても、鶏肉がもっとも利用しやすいでしょう。

そのうえ、食材そのものが「補血」という血を補う力をもつとされます。江戸時代に書かれた『本朝食鑑《ほんちょうしょっかん》』という書物にも「内臓を補強し、脾臓《ひぞう》と胃を整え、婦人病と産後にいい」と書かれているほどです。

この鶏肉の補血効果を十二分に発揮するためにおすすめなのが、「チキンスープ」。かんたんに作れて効果抜群です。

チキンスープは材料もシンプルです。

だからこそ、使用する鶏肉にはちょっとこだわってみてください。

血流を増やす効果が高いのは、鶏の骨の部分です。せっかくなので、スープを作るときは手羽元や手羽先などの骨つきの肉を使いましょう。手に入れば鶏ガラを使うのもありです。

体を休ませる大切な時期だからこそ、ちょっと奮発してできれば地鶏を選んでください。自由に動き回れる「平飼い」で飼育されているため、その分滋養が高いのです。

【「チキンスープ」の作り方（七食分）】

① 鍋にたっぷりの湯を沸かし、沸騰したら酒を少々加え鶏肉（手羽元または手羽先）十四本を入れ、十秒ほどぐらぐらさせる。

② ①をザルに上げて湯を捨て、流水で血合いなどの汚れを取り除く（これが臭みのないおいしいスープにするコツです）。

③ ねぎ一本を斜めに薄切りにし、ショウガ一片をスライスする。

④ 鍋に水二ℓと昆布を一切れ、③までで用意した鶏肉とねぎ、ショウガを入れ、ふたをして沸騰させる。

⑤　沸騰したら火を弱めてアクを取り、ふたをしたまま三十～四十五分煮て、出来上がり。

基本的に調味料は加えませんが、鶏と昆布だしのうまみでおいしく味わえます。好みで塩・こしょうをしてもかまいません。このレシピで約一・五ℓ、七食分のチキンスープができます。

最初はこのままで、そのあとは野菜を入れて野菜チキンスープに、さらにトマトを入れてミネストローネ風、最後はカレー粉を加えて……とアレンジすることで、かんたんに補血レシピのバリエーションが作れます。

生理中は体を休ませて、同時に失われた血流を積極的に補って、回復させていきましょう。

【デトックス期】

生理後半は「捨てる」一大チャンス

体も心も運気も、すべてがデトックスの時期。

いらないものを「捨てる」ことにフォーカスしましょう。

生理が始まったデトックス期前半は体調も悪くなりやすく、心を安定させている血が失われることで、精神的にも不安定になりがちです。

しかし、後半は異なります。経血が減ってくるデトックス期後半になると血も回復しはじめ、少しずつ気持ちが前向きに変化していくのです。

体から古い気や血が外に出ていくということは、不要なものを捨てる時期だということです。

しかも気持ちが前向きになるということは、新しいことにチャレンジするのに適した時期ということ。そんなデトックス期後半を逃してはいけません。

悪いものを捨て去るチャンスの到来なのです！

この時期は、部屋の片づけなどにぴったりです。

ただし個人差がありますから、体が重たい、気持ちが向かないというときは、自分の状態を優先してください。しんどかったら無理をしない、気持ちが向いたなら行動するということを大切にしましょう。

【キラキラ期】初デートやチャレンジは生理後が◎

生理が終わってから、排卵までの時期が「キラキラ期」です。

五つの時期の中でもっとも体調がよく、女性らしさが最強に発揮される時期です。ダイエットにも最適ですし、肌の調子も絶好調。体も軽く感じられます。

体だけではありません。心の面でも物事を明るく前向きに考えやすく、精神的に安定します。そのため、仕事や人間関係もうまくいきやすくなります。

キラキラ期こそ、自分の心に忠実に、やりたいと思ったことをしていくのに最適な時期なのです。デトックス期に不要なものを捨て去ったことで、キラキラ期にはよりいっそう輝くことができます。

不思議なもので、直感も体調がよいときのほうが冴《さ》えます。あまり難しく考えたりせずに、自分の気持ちのおもむくままに行動してみましょう。また、もしもあなたが悩みごとや向き合いたい問題を抱えているなら、その解決にもやっぱりキラキラ期がベストです。

脳内のしあわせホルモン・セロトニンも、キラキラ期に高まります。体の仕組みとして、「今ここ」にあるしあわせを受け取る力そのものが高まっているということなのです。

三重県立看護大学の大平肇子氏らの研究では、瞑想《めいそう》やヨガなどで重視される呼吸の精神安定効果も、キラキラ期に高まることがわかっています。自律神経の状態も、キラキラ期にはリラックスや穏やかさをもたらす副交感神経が優位になっていて、精神的に明らかに安定するのです。

漢方で陰の時期とされる低温期は、体温だけでなく、自律神経までもが陰の力を最大化して、全身を穏やかさや安定で包み込もうとしているのです。
このチャンスを利用しない手はありません。

可能であれば、「ここぞ！」という勝負ごとやイベントは、この時期に合わせるのが理想です。体調も心の状態もよいので、本来の自分らしく楽しむことができますし、とっさの判断力も高まります。

たとえば、同じひとと同じ場所でデートをしたとしても、体や心が安定している状態と、不安定な状態とでは、受け取り方も反応も異なります。気持ちが落ち込んでいたりイライラしたりしていると、相手のせっかくの心遣いをネガティブに受け取ったり、被害妄想にとらわれたりしてしまうことがあります。
身心の状態が悪いと、自然に悪いほうへ、悪いほうへと行きがち。自分の身心の状態がよいほうが、ポジティブに物事を受け取りやすくなるのです。

「本当の自分は、こんなはずじゃない……」

こんな思いをしたことがあるならば、ある意味でそれは正解です。

女性の体と心は変化するからこそ、誰にでもベストの状態があります。そのベストの状態は、間違いなくキラキラ期に訪れます。

知らずに通り過ぎてしまうなんてもったいない。ぜひ、自分のもっともよい状態を生かしましょう。


【キラキラ期】

低温期の長さと高さは、若さのバロメーター

キラキラ期を医学的には「卵胞期」といいます。

卵巣にある卵子の入った袋である卵胞が育ち、成熟していく時期に当たります。精子と出会って受精できるように、よい卵子を育てていく期間なのです。


体も心ももっとも輝くキラキラ期ですが、このときの基礎体温の状況は、若さのバ

ロメーターにもなっています。

デトックス期とキラキラ期を合わせて生理初日からを「低温期」として数えます。個人差がありますが、二十八日周期のひとであれば、日数としては十四日程度が目安になります。

五十歳ごろが日本人女性の閉経の平均年齢ですが、四十代に入るとやはり変化の訪れが気になってくると思います。低温期がだんだん短くなってきて、その後、だんだん長くなってくると、閉経が近づいている一つのサインです。

期間とあわせて見ておくべきは、体温の高さです。とくに赤ちゃんを望んでいる方には非常に重要です。

低温期の理想的な体温は三六・二〜三六・四℃程度。三六℃をしょっちゅう下回る、逆に三六・五℃を常時超えてしまうようなら、バランスが崩れているサインです。

極端な表現ですが、三六℃を切るようなら、卵子が冷蔵庫に入れられているような状況。陽の力が極端に不足していて、温めることができなくなっています。この場合は、陰の時期とはいえ、体を温めること、温める力を補うことを心がけてください。

逆に、三六・五℃を大きく超えるようなら、卵子がゆで卵になっているような状況で、陰の力が不足していているととらえます。とくに年齢を重ねたり、ホルモン剤の治療を長く続けたりしたときに、高くなる傾向があります。不妊治療でよい卵子がとれない方にも多く見られます。陰というのは若さ、うるおいです。年齢を重ねることによって陰が減り、若々しさを失っていくのです。

これらは漢方的な見方ですが、基礎体温もただ測るだけでなく、意味を読みながら見ていくと、自分の健康管理にとても役立ちます。

誰しも年齢を重ねますが、どうせだったら、なるべく若々しく、元気でいたくありませんか？

低温期をその目安にしてみてください。

低温期が短くなってきた。あるいは、三六・五℃をいつも超えるようになってきた。それは、陰が減って更年期が近づいてきたサインです。

そのときに、体の発しているメッセージに気づくことができると、早い段階で陰を徹底的に補い、本当の意味でのアンチエイジングを実現することができるのです。

低温期に体からのメッセージを受け取ったら、まずするべきことがあります。それは、ぐっすり眠ることです。

前章で詳しく述べましたが、陰を養う最強の方法は夜の睡眠です。

漢方では、陰の力の弱りが更年期を早くしたり、症状を重くしたりすると考えますが、実際に、睡眠不足や不規則な食生活が続くと、更年期の症状が重くなる傾向があるといわれています。

キラキラ期のよい状態を保つためにも、ぜひしっかりと眠りましょう。

食事では、豆腐、豆乳、百合根《ゆりね》などの色の白いもの、あるいは黒豆、貝類、いか、アスパラガスなどがおすすめです。これらが陰を補ってくれます。また肉類の中では豚肉はとくに陰を補う効果が高いので、この時期に積極的にとりたい食材です。

キラキラ期は、女性にとってもっとも自分らしく輝ける時期です。そのため、ケアをどんどんするというよりは、楽しむことや自分を見つめること、あるいはチャレンジすることに重点を置きたい時期。

そして、もしも陰が弱っているサインが出てきたときは、長く若々しく美しくいるための大切な時期として、重点的なケアをするように切り替えていきましょう。

【転換期】
転換期は気のめぐりに気をつけて

キラキラ期が終わると、「転換期」がやってきます。

生理が始まってから体温の低い陰の時期が続いていたのが、排卵を境に体温が高くなり、陽の時期へと変わります。このタイミングで「陰陽転換」という大変化が起こるのです。

女性ホルモンも一気に変化し、身心の状況も変わります。

それまで体調や肌のコンディションもよく、心も安定して前向きに物事をとらえられていたのが、少し緩やかになってきます。ホルモンが変化することで、不正出血やイライラ感が出る方もいるでしょう。

転換期には、それまで主役だったホルモンがエストロゲンからプロゲステロンになりますが、ホルモンが変われば働きも変わります。その影響を体と心が受けるのです。月経周期で起きるこういった変化は、体の仕組みのために起きているある意味自然なもの。たとえ思いどおりにいかないことがあっても、自分のせいだと責める必要はありません。

血流は気と血の流れであることには、何度かふれてきました。血は物質的なもの、気はエネルギー的なものであると考えてもらうと、少しわかりやすいかもしれません。

実は、転換期の変化には二つあります。

一つは、それまでの卵胞が黄体に変わり、それに合わせてホルモンが変わるという物質的な変化です。この物質的な変化については、それをつくる原料が十分に用意されているかが大切です。

血が足りないと、こういった体の組織やホルモンをつくる原料も不足するので、結果的にホルモン量が足りなくなって不調が起こります。

もう一つは、変化するにはエネルギーが必要だということです。

もし気が不足していてめぐらせることができないと、卵胞から黄体に変わるエネルギーも足りず、転換期の変化も十分に起きません。

血流がたっぷりあるということが、転換期の陰陽の変化を、物質的にも、エネルギー的にも支えています。

気も血もどちらも大事な要素なのですが、転換期のときにより鍵を握るのは、気のエネルギーです。気のエネルギーがしっかりとめぐっていると、転換期には不調が出ず、排卵そのものもスムーズに行われます。

繰り返しになりますが、気は血流に乗って全身をめぐっています。この循環がよい状態だと、陰陽の転換も気持ちよく、スムーズにいきます。

この気がスムーズに流れるために大切なのは、ストレスをためないことです。

つまり、転換期にもっとも必要なこと、それはストレスを減らすことです。

というのも、この時期は気のめぐりが悪くなる「気滞」という状態になりやすく、しかも気滞になるとストレスに必要以上に敏感になってしまうからです。

ストレスをためたくない時期に、ストレスを感じやすい体の状態になるというのも困ったものですが、人間の体の仕組みである以上、うまく切り抜けないといけません。

この時期だけでもかまいませんので、ストレスの原因そのものから、少し身を遠ざける工夫をしてみませんか？　具体的には、仕事のスケジュールを調整する、残業はしない、ちょっと手を抜く、いやなひとに会わない……。

カラオケに行く、ゆっくりお茶を飲むなど、自分にとって心地よいストレス発散法を試すのでもかまいません。仕事や家事の量、配分をできる範囲でかまわないので、工夫して調整していきましょう。

また、気の流れをよくするためには、呼吸もポイントです。

呼吸そのものが、空「気」を体に取り入れ、手放す行為でもあります。意識的に深い呼吸をするようにしてみましょう。

体が緊張状態にあると呼吸が浅く速くなり、ストレスを感じやすくなってしまいます。ゆったりとした呼吸が、ストレスを感じる脳の扁桃体《へんとうたい》という部位に働きかけて、体の緊張を取り、リラックスさせてくれます。

ヨガや瞑想も気のめぐりをよくし、体の中の陰陽転換を進める助けになります。

転換期はとくに、ストレスにくれぐれも気をつけてください。ストレスのために陰陽転換がうまくいかないと、月経周期全体が不安定になってしまうからです。

たった三日間ほどの転換期ですが、その影響は月経周期全体にも及びます。体の変化としては気づきにくい時期ですが、自分のことを大切にする期間にしてみましょう。

【転換期】おりものが多いのは免疫低下の注意信号

基礎体温表をつけていれば体温の変化がわかるので、排卵の時期も、転換期も自分で理解できます。

一方で基礎体温表をつけていない場合は、どうしたら自分の体の時期を知ることができるのでしょうか？

「キラキラ期が終わって転換期に入ったよ」という体からのメッセージは、おりものです。排卵期にはドロッとしたおりものが出ます。指で触るとビヨ〜ンと一〇㎝くらい伸びるのが特徴です。

おりものが月経周期に関係なくいつも出ている、という方は気をつけてください。排卵の時期以外は、おりものはほとんどないか、あってもあまり気にならないのが理想的な体のコンディションだからです。

個人差もありますが、ふだんからおりものの量がかなり多く、シートを常時使わないといけないようであれば、要注意です。

おりものというのは子宮頸部《けいぶ》や膣《ちつ》から出ている分泌物のこと。

膣内部のうるおいを保ったり、粘膜を守ったり、汚れを排出したりしています。何より大切なのは、酸性の性質をもっていて、外部からバイ菌などが子宮内に侵入するのを防ぐ役割でしょう。女性の体を守っている、とても大切なものです。

おりものの中には白血球やその他の免疫細胞、免疫抗体が含まれ、あらゆる異物・外敵を撃退します。ふだんは子宮へ外部からの侵入がないように鉄壁のガードをしている防衛部隊なのです。

この防衛が緩む時期が、排卵のころです。卵子が受精できるように、防衛を緩めて精子が子宮の中に侵入しやすくするのです。

ただ、精子を迎え入れやすくなるということは、同時に外敵も侵入しやすくなるということ。そのため体は、おりものをゼリー状に伸びるような形状に変えて、量も増やします。この排卵期にだけ出る特別なおりものは、精子を子宮に入りやすくする一方で、バイ菌などの侵入を防ぐという状況を生み出すのです。

もしもおりものが排卵期以外でたくさん出ているなら、あまりよい状態とはいえません。免疫の防衛部隊とバイ菌などの外敵が戦って炎症が起き、その炎症のせいでおりものが出ていることが多いからです。

そして、漢方的にみると、おりものが多いのは気の力が落ちた状態です。気というのは、必要なものを体の中にとどめておく働きがあるのですが、気の力が弱くなると必要なものが必要なところにとどまれなくなります。

おりものが多いということは、気の力が落ち、必要な水分があふれ、また不正出血なども起きやすくなっているということなのです。

また、気には皮膚や粘膜など体の表面で体を守る力もあります。体を守っている気を「衛気《えき》」というのですが、おりものが増えるのはこの衛気の弱りのサインでもあります。この人体を守っている気はアレルギーとも深くかかわっていて、体の表面の粘膜を強化しています。

花粉症を例にしましょう。花粉症の目のかゆみや鼻水は、粘膜の炎症で起こります。目や鼻の粘膜が炎症を起こすから、涙が出るし、鼻水が止まらなくなるのです。

このとき漢方では、気を強化する生薬を使うのですが、この生薬には同時に免疫力を調整する効果があります。すると炎症がおさまって涙や鼻水が減ります。おりものも同じように、炎症がおさまると減っていきます。

涙も、鼻水も、おりものも、すべて炎症という火を鎮めようとして、体が水を出しているようなものです。火が消えれば水をかける必要がなくなるので、止まります。

そして、とても不思議なのですが、アレルギーがある方に花粉症の漢方を使うと、妊娠されることが増えるのです。

アレルギーのあるひとの体内では、異物を排除する仕組みが活発になっているため、「精子＝異物」を排除する力も高くなっている可能性が高い。一方でアレルギー対策の漢方は、粘膜を正常化する効果をもつので、膣や子宮内膜の粘膜部分も正常になります。精子を迎え入れやすくなり、かつ粘膜が正常化することで結果的に妊娠が増えると考えられます。

妊娠を希望されている方は、とくにおりものに注意してほしいのですが「おりものが多い＝炎症している」というふうに考えてもらうと、別の景色が見えてきます。慢性的に炎症が起きて体の免疫状態が攻撃的になっているということは、精子に対しても攻撃的になっている可能性が高いということです。

ちょっと想像してみてください。

セックスしたあと、精子が膣に入って子宮へ向かおうとすると、そこにはバイ菌との戦いで攻撃モードになった免疫細胞がたくさん待ちかまえている状況を。

「わーい！」と子宮に向かって行こうとした精子を、女性の側の免疫システムが異物と認識して一斉に攻撃殲滅《せんめつ》する光景を……。

大量のおりものの裏で、精子が総員玉砕している可能性もあるのです。


男性の精子の数は、昔に比べて急激に減少しています。ひと昔前は一回の射精で放出される精子は一億個ともいわれていたのが、現在では二千万個以下になっていることも少なくありません。

たとえば不妊治療の際、精子が一千万個以上あれば人工授精できると説明されることが多いのですが、数字をクリアしているからといっても、全然安心できない現実があります。また日本人男性の精子数は世界最下位レベルだという報告もあります。

おりものが多く出ていてなかなか妊娠しない場合は、かよわい精子君にやさしい環境を用意してあげることが必要なのかもしれません。


西洋医学的に考えると、膣内の環境は、膣の善玉菌によってすこやかな状態が守られています。この善玉菌が膣内の環境を酸性に保っているのですが、ストレスがかかると善玉菌が弱くなりアルカリ性に傾きます。すると、雑菌が繁殖しやすくなり炎症が起こり、おりものが増える……という状況が生まれます。

風邪やニキビの治療で抗生物質を使ったら、カンジダを発症したと相談されることがありますが、これも同じ理由です。抗生物質は風邪やニキビだけに効くわけではなく、全身に効きます。膣内の善玉菌も退治されてしまうのです。

したがって、防衛力が下がってカンジダになったり、雑菌が繁殖しておりものが増えたりするということが起きます。

最近は慎重に使われるようになってきましたが、本当に必要な抗生物質かどうか確認することも大切です。


おりものが出ていれば、単におりものシートを使えばOKということではまったくありません。

おりものは「免疫力が弱ってるよ〜」という体からのメッセージでもあるのです。

【転換期】
自然な月経周期が運命の人を連れてくる

おりものと免疫のかかわりをご紹介しましたが、ここで、少し余談です。免疫とパートナー探しには、意外な結びつきがあります。

本来、人間の体には自分とぴったりの相手を見つけ出す秘密兵器が備わっています。それは、においです。嗅覚というのは五感の中でもっとも古い感覚でもあります。

そして、嗅覚だけが脳とのつながりが他の感覚とは異なります。

他の視覚、聴覚などが視床という場所を経て大脳に情報を伝えているのに対して、嗅覚は大脳に直結しているのです。鼻の奥にある約五百万個の嗅細胞が脳の中央部の原始的な部分で、恐怖や怒り、憎悪、エクスタシー、欲望などを担当する大脳辺縁系につながっています。

『愛はなぜ終わるのか　結婚・不倫・離婚の自然史』（ヘレン・E・フィッシャー著　吉田利子訳　草思社）によると、女性は男性よりも、男性の性的なにおいに百倍も敏感で、とくに排卵期にはさらに敏感になるそうです。

男性のにおいによって、月経周期が変化することもわかっているほどです。

一九九五年にスイス・ベルン大学で行われた有名な実験があります。この実験では、男子学生が着て体臭がついたTシャツを女子学生にかいでもらって、好みのにおいのものを選んでもらいました。すると、自分とHLAという免疫タイプが似ていない男子学生のTシャツほど「好き」なにおいと感じる傾向があったのです。

自分と違う免疫型のパートナーということは、子どもができたときに遺伝子の多様性が増すということ。また実際にHLAの一致度が高い夫婦では、流産する可能性が高いそうです。

さらに、『人はなぜSEXをするのか？　進化のための遺伝子の最新研究』（シャロン・モレアム著　実川元子訳　アスペクト）によると、HLAが似ていれば似ているほど、相手の男性に対して女性は性的に感じにくくなり、浮気する確率も高くなるというから驚きです。

妊娠しやすく、かつ遺伝子の相性がいい相手を選ぶこのにおいのシステムですが、あるものを使うとパートナー選びに失敗しやすくなってしまいます。

それがピルです。

「英国王立協会紀要B」に発表された研究では、ピルを飲むと、飲まないときとは逆に、自分と似た遺伝子タイプの相手のにおいを好むようになってしまうことがわかりました。

自分と遺伝子の相性も、性的な相性も悪い相手を好きになってしまうピル。

しかも、いざ妊娠をしようとピルを飲むのをやめたら、相手のにおいがいやになって、相手のことも嫌いになってしまうかもしれません。それではしあわせなパートナーシップを築くのが難しくなってしまうのも当然です。

この逆も考えられます。ピルを使いはじめたことで、今まで好きだったパートナーのにおいがいやになってしまうこともありうるからです。そんなときにピルの影響を知らずにいたら、そのまま好きでなくなったのかも、と脳が錯覚を起こしかねません。

新たにピルを使う場合は、ぜひこのことを頭に置いておいて、本心を間違わないようにしたいですね。

病気の治療などで使わざるをえない場合もあるでしょうが、とくに婚活中は、ピルを使うのはやめておいたほうが、本能的に自分に合った相手を見つけられそうです。

そしてもう一つ、ここで大事なのは、直感です。

初めて相手に会ったときに、「なんだかいやだな」と思う場合は、本能が「あなたと合わないよ」ということを教えてくれているサインの可能性も非常に高いのです。嗅覚というのは「におい」を自分が認識していなくても、無意識レベルで脳が理解して、「何かいや」という形で警告を出していることがあります。

直感が相手との相性を告げているときは、ぜひ耳を傾けてみてください。そして一歩ひいて、このひとと自分は本当に合っているのだろうかと考えてみるのも大切です。

ちなみににおいというのは、漢方では肺とかかわりが深いとされます。漢方でいう肺は、臓器のことだけを意味するのではありません。自己と他者を区別する働きであり、自分以外の異物を攻撃する免疫の働きをも含む概念です。

まさにこれは、においによってぴったりの相手を見つけるというTシャツの実験結果そのものですし、そこに免疫型がかかわるという一致にも驚かされます。
この自己と他者を区別するということは、排除するという意味ではありません。他者という自分と違う存在を認識するからこそ、尊敬することも、大切にすることもできます。自分と違う他人だからこそ、受け入れるのか、それとも手放すのかというヒントを本能が与え、あなた自身が選択できるのです。

においを利用した人体のこのシステムは、自分にぴったりのパートナーを選ぶ自然な仕組みにほかなりません。体が教えてくれる直感ともいえます。上手に活用して、すてきなパートナーにめぐり会いましょう。

【転換期】彼氏をゲットするチャンスは排卵期にあり

男女の関係にかかわるひそかなにおいを発しているのは、男性だけではありません。

女性も、男性を引きつけるにおいをある時期に発していることがわかってきました。

その時期とは、排卵のタイミングだったのです。

デートをするなら、着る服は何にしよう、髪型やメイクはどうしよう……。そんなふうに迷うのも大切ですが、実ははるかに重要なことがあります。

それは、デートのタイミング。


落としたい男性がいるのなら、決戦は排卵をする転換期。その一択です。


『性と愛の脳科学　新たな愛の物語』（ラリー・ヤング　ブライアン・アレグザンダー著　坪子理美訳　中央公論新社）にも紹介されていたのですが、ニューメキシコ大学の心理学者ジェフリー・ミラーが発表した研究があります。

この研究では、ストリップダンサーがもらうチップが月経周期で変化するかということを調べたのですが、驚くことに、明らかに排卵期にチップの金額が増えていたのです。

ダンサーは排卵期に五時間で約三百五十四ドルものチップを稼いだのに対し、排卵期以外の時期では約二百六十四ドルと、九十ドルもの違いが出ていました。さらに月経時にはダンサーの収入は半分にもなったのです。

明らかに月経周期は、女性の魅力に影響を与えていました。排卵が起こるとき、つまり妊娠が可能な時期に、男性は女性に対して強い魅力を感じて多くのチップを払ったのです。

実際に排卵期の女性のにおいをかぐと、男性の血液中のテストステロンという男性ホルモンの数値が上昇することがわかっています。男性はテストステロンの値が上昇すると、女性に対して積極的な行動に出るのです。

また同時に転換期には女性の声、肌質、表情も美しくなり、さらには体型さえも変わります。男性の視覚にもっとも影響を与えるといわれるウエストとヒップの比率が理想に近づき、男性にとってより魅力的になるのです。

あなたがもし勝負をかけるのなら、せっかくだったら自分が一番魅力的に見え、しかもフェロモンを発しているといっても過言ではない転換期の力を存分に利用しましょう。

【転換期】

男選びに失敗するのも排卵期だった

女性の魅力を高めてくれる転換期ですが、同時に困った問題も引き起こします。ガードが緩くなり、「悪い男」にひかれてしまう傾向があるのです。同じ女性であっても、それ以外の時期とでは、男性に対する姿勢が変化してしまう。

「ついうっかり間違いを犯してしまった……」というのが、実は転換期だというのは非常に多いのです。これは本能的な部分で、理性ではコントロールしにくい部分です。

転換期に美のホルモンであるエストロゲンの量はピークに達します。

排卵期以外の時期には、精子は子宮に入りたくても入れません。すべてブロックされているのです。それが、排卵期に伸びるおりものが出ているときにだけ、子宮は精子を受け入れることができます。

エストロゲンが増えると、子宮では妊娠しやすい環境が整うのと同時に、脳では警戒心が低下するのです。

体が男性を受け入れやすい状態になるのと時を同じくして、心も男性を受け入れやすくなっている。何とも不思議なことですが、体と心のシンクロにほかなりません。

男性選びで間違いを犯しやすい時期と、妊娠しやすい時期がかぶっているというのが何ともいえないところですが、ぜひ知っておいてください。

自分が希望する相手との「間違い」ならいいのですが、考えてもいなかった一夜限りの相手との間で妊娠したとなると、取り返しがつきません。

恋愛ごとや性的なことにおいては、「予定外」「想定外」ということがたくさん起きます。それは、心の奥底にある本能が、理性のコントロールを利かなくさせているからです。

自分の望む相手と会うのは排卵期をおすすめしますが、間違いが起きやすいのも排卵期だということをぜひ、知っておいてください。そのうえで、上手に体の特徴を活用してほしいと思うのです。

【フラット期】

高温期は、いろいろなものをため込みがちに

転換期が終わると、体温の高い「高温期」に入ります。

漢方ではだんだんと陽が強くなっていくので「陽長の時期」と呼ばれます。この高温期は、前半と後半で様子が異なります。

体温も上がり、陽の時期と聞くと、なんだか元気ハツラツな印象がありますよね。しかし、ホルモンバランス的には女性の体を絶好調にしてくれるエストロゲンがピークになったあとの反動でいったん激減するため、実際のところ、絶好調だったキラキラ期に比べると体調はイマイチと感じるひとが少なくありません。

でも、「イマイチ期」と名づけると、本当にイマイチな気分になりかねないので、ここでは高温期の前半を「フラット期」としておきましょう。

この時期、エストロゲンに変わって、黄体ホルモン・プロゲステロンが優位になることで、身心に変化が起こります。

プロゲステロンには体温を上げる他、着床・妊娠の準備をする働きがあります。子宮の中では子宮内膜がより分厚くなって、受精卵が着床しやすいようにふかふかの状態に変わります。

その一方、プロゲステロンは体に水分をため込む作用があるため、体はむくみ気味に。水分をため込むときに、体は大腸から水分をいつもよりたくさん吸収するようになり、その影響で大腸内は乾燥し、うんちも乾き気味になって出にくくなります。追い打ちをかけるように、プロゲステロンの働きで大腸の動きも悪くなってしまうので、便秘になりやすいのです。

さらに、プロゲステロンには食欲を増やして、脂肪をつけやすくする働きもあります。そのため、フラット期とそれに続く「イライラ期」で、体重が一kg前後増えます。

フラット期に始めるダイエットはおすすめできません。体重も食欲も増える時期にダイエットを始めると、思うように体重が減らないので気持ちも乗らなくなり、挫折《ざせつ》の原因になってしまいます。

ここで、体と心は密接につながっていることを思い出してください。

体が水分や体重をため込むように、心もいろいろなものをため込んでしまいやすくなるのがフラット期です。

何事も前向きにとらえやすかったキラキラ期に比べると、つい悪いことを考えてしまうのがフラット期。気持ちが元気だったら勢いで言えた言葉や、断ることができたことを飲み込んでしまいがちになります。そうなると外に出せない感情や抑え込んだ気持ちが澱《おり》のように心の奥底に沈み、まわりとの不和が生じたり、自分を責めたり、落ち込んだりすることに転じやすくなるのです。

言いたいことが言えない。がまんしてしんどい……。

そんな感情に気づいたら、立ち止まって考えてみましょう。もしかすると、フラット期のせいで無意識にがまんしてしまったのかもしれません。

もちろん、フラット期にため込んでしまった気持ちも、増えてしまった体重も、ホルモンバランスによる一時的なものです。ただ、放置しておくと、体重がそのままになってしまうように、がまんやネガティブな感情もそのまま身についてしまいかねません。

この時期は、何事もため込みやすいということを頭に置いて、「何か違うな」と感じたら、別の行動を取ってみることも欠かせないのです。

【フラット期】妊娠しやすさは低温期に決まっていた

フラット期はとくに、妊活中の方は体温が気になる時期でしょう。

卵子は卵胞という袋に包まれていますが、その卵胞が大きく立派に育つ中で成熟していき、受精できる状態になります。そして育った卵子は卵胞を飛び出していきます。

しかし、卵胞は卵子が抜けたら用ずみになるわけではありません。卵子が抜け出た衝撃で黄体に変わります。この黄体からプロゲステロンが出て体温が上がるのです。

よい卵胞が育てば、よい黄体になり、着床・妊娠がスムーズにできます。

結果は卵胞が育った状態にすべて左右されます。

きれいな高温期になるかどうかは、低温期にすでに決まっているのです。

月経周期を五つの時期に分けて説明していますが、これら五つの時期はバラバラに独立しているわけではありません。すべて連続しています。

よいデトックス期があるからよいキラキラ期を迎えられ、よいキラキラ期があるからこそそのあとの転換期がスムーズにいき、スムーズな転換期のあとによいフラット期を迎えることができるのです。ぜひ、一つひとつの時期を大切にしていきましょう。

とはいえ妊娠を希望される方から、この時期に何かできないかと聞かれることが多いのも事実です。

そこでおすすめしたいのは、ウオーキング。残念なことに、プロゲステロンには血流を悪くしてしまう働きがあります。

首のこりや重だるさをフラット期に感じやすいのはそのためです。少しでもその影響を抑えて血流をよくするために、体を動かしましょう。骨盤内の血流をよくするためにもウオーキングがおすすめです。

このときのポイントは、ダラダラ、ベタベタと歩かないこと。すっと背筋を伸ばして、みぞおちのあたりから足が生えているつもりで大きく一歩一歩進みましょう。手もしっかり振ってください。ウオーキングの効果がまったく異なってきます。

食べ物では、陽を補うものを積極的にとりましょう。とくに、単に温めるものというよりは、生殖の力である腎の陽気を補うことが大切です。

腎の陽気を補う食材としては、ニラ、ねぎ、にんにくなどがあるのですが、これらは血流もよくしてくれるので、ダブルの効果でおすすめです。

【イライラ期】

生理前は大事なことを決めてはいけない

高温期前半のフラット期は、キラキラ期に比べると絶好調ではないとはいえ、体や心の調子はそんなに悪くありません。これが、後半になると様子が変わります。

陽の気がだんだんと増えていくにつれ、体内にエネルギーが充満し、いっぱいいっぱいになることで、しだいに全身のめぐりが悪くなります。とくに、気の滞りが強くなり、全身が「気滞」と呼ばれる状態になります。

「イライラ期」という名前をつけていますが、体の症状としては、胸が張る、眠くなる、ニキビ・吹き出物が出る、肌荒れが起こる、だるい、食欲が増す、便秘、肩こり、頭痛といったトラブルが出ます。

心の症状としては、イライラの他、感情の起伏が激しくなる、怒りっぽい、落ち込む、悲しくなる、集中力低下、無気力感などが現れます。

西洋医学で「月経前症候群」（ＰＭＳ）と呼ばれる状態です。

日本産科婦人科学会は、生理のある女性の七〇～八〇％に生理前に何らかの症状があると発表しています。

ＰＭＳには女性ホルモンの変動がかかわっていると考えられていますが、西洋医学的にはまだはっきりとした原因は不明で、確実な治療法は確立されていません。

ただ、この時期には脳内の神経伝達物質であるセロトニンが減ってしまうことがわかっています。セロトニンは幸福感をもたらす物質であるため、その不足が生理前の落ち込みや悲しみにつながっていると考えられるのです。

またPMSの症状がある場合、うつや不安神経症を合併しやすい傾向もあります。その場合、生理前の時期に症状が悪化しやすく、自殺につながることもあるため、症状が重たい方にはとくに注意してほしいのです。

西洋医学的には、ピルや精神科領域の薬を使って症状を和らげます。

ここで、しっかりと心にとどめておいてほしいのは、「イライラ期に大事なことは決めない」ということです。

イライラ期は、気が滞って、イライラしやすかったり、怒りっぽくなったり、落ち込んだり、悲しくなったり、と気分が不安的な時期です。

そんなときに大事なことを決めたり、事を起こしたりしても、いい結果にはなりません。別れ話などもってのほか。脳がしあわせを感じにくくなって、悪いことを考えがちなときに、悪い方向に向かう話はしないに越したことはありません。

それに、何か決断を迫られたときに、本来の自分らしい決定ができない可能性だってあります。

ひとによってはイライラ期にパートナーに暴言を吐いたり、子どもに暴力をふるってしまったりするかもしれません。

あなたがそんなことをしたくないのは、十分にわかっています。

そんなことをしたときに、後悔するのも、よく知っています。

この心の状態は、本来のあなたではありません。

気の滞りが心を乱して、本来の自分を失わせてしまっているだけです。

だから、自分を責めないでくださいね。

気のめぐりをよくすれば、今よりも格段に楽になります。

体が引き起こしている状態だから、体を整えればぐっと楽になれるのです。

イライラ期特有の怒りっぽい、気分が落ち込むといった心の不安定さは、性格の問題ではありません。体の状態が心に影響してしまっているだけです。

実際に悩まれている方はよくわかるかと思いますが、気のもちようではどうにもなりません。ぜひ体から整えていってください。

漢方ではＰＭＳは、血流、とくに気のめぐりが悪いと出てくる症状だと考え治療を行います。

おすすめなのは、まず呼吸です。ゆったりとした呼吸を意識的に行いましょう。一時間に一回など時間を決めて、深呼吸を行うのがおすすめです。

また、「気滞」は気が滞って流れない状態ですが、香りが気の滞りを取り除いてくれることがあります。精油を使うアロマテラピーでも利用されますが、ミント、レモン、ベルガモットといった爽やかな香りが気滞には有効です。

これは食事でも同じです。ミントはもちろん紫蘇《しそ》、せり、パクチー、セロリなど香りの強い野菜を積極的にとってください。調理する場合はあまり長く加熱をせず、香りを生かすことがポイントです。

そして、この生理前の症状がある場合、ぜひ試してほしい漢方薬があります。それは、「逍遙丸《しょうようがん》」。

芍薬《しゃくやく》、当帰《とうき》、柴胡《さいこ》など八種類の生薬が組み合わせられた処方で、女性の生理前の症状や気滞の症状によく効きます。ずっと飲みつづけなくても、症状が出たときにだけ飲むような使い方もでき、自由度が高い点もおすすめです。

キスが月経周期をコントロールしていた

月経周期が不安定になったり、婦人科系の病気や不調が出たりするのには、生活習慣や生活リズムがかかわっています。女性は月経周期のそれぞれの時期で体質が変化しますが、その状態に合わせて気をつけたらいいポイントをご紹介してきたのも、生活習慣やリズムが大切だからです。

また、これまで多くのカウンセリングをする中で、おなかをすかせておいしくごはんを食べること、朝日を浴びること、ぐっすり眠ること、ストレスの影響や体重をコントロールすることなどの大切さもお伝えし、実践してもらうことで治療の成果につなげてきました。これまでの著書の中でも、いわゆる生活の仕方やリズムが非常に大事だということを重ねて書かせていただいています。

あたりまえのことだと思われるかもしれませんが、実際になぜそれが女性ホルモンに影響するかということが西洋医学的にも解明されつつあります。

なんとなく体にいいからというのではなく、最新の医学的な発見としてわかってきているのです。

この項の見出しに「キスが月経周期をコントロールしていた」とつけましたが、このキスというのは、チューのキスではなく、キスペプチンという体の中にある物質のこと。二〇〇一年に発見されたばかりで、急速に研究が進みつつあります。

「キス」という名がついているのは、キスチョコレートで有名なハーシーの工場がある街で発見されたからです。

そして、このキスとつく生理活性物質が大変重要な働きをしていることがわかってきました。婦人科の教科書の内容が書き換わるレベルです。

これまで、エストロゲンやプロゲステロンといったいわゆる女性ホルモンは、脳の下垂体という場所から出るＦＳＨやＬＨといった性腺刺激ホルモンによってコントロールされ、さらにこの性腺刺激ホルモンは、性腺刺激ホルモン放出ホルモン（GnRH）によってコントロールされていると考えられてきました。

ところがこの生殖ホルモン系の最上位にあり、根本的に女性ホルモンのリズムそのものをコントロールしているのが、キスペプチンだということがわかってきたのです。

初潮が来るのも、月経周期があるのも、太陽を浴びると女性ホルモンが安定するのも、ストレスで生理が止まったり周期が乱れたりするのも、太ると不妊になりやすいのも……。あるいはそれだけではなくて、性的な興奮や学習・記憶など、さまざまな人間の機能にかかわっていることがわかりつつあるのです。

そして、ここで強調したいのは、ホルモンリズムをコントロールしているキスペプチンが、食事や睡眠、ストレスの有無といった生活習慣に反応することが示唆されているということです。

単に「体によさそう」ということではなくて「科学的に考えても、人間の健康のためには生活習慣が非常に大事である」ということにつながっています。

昔から漢方では、生活習慣を非常に大切にしてきました。さらに、自然のリズムの流れに乗ることこそが病気を治すことでもあり、しあわせにつながることでもあると考えてきました。

あたりまえだと思われるかもしれませんが、現代医学の中でもこうして証明されていくことが大変うれしく感じられるのです。

そして、生殖ホルモンの最上位に位置するキスペプチンが、生活習慣やストレスの影響を受けるからこそ、やはり自然のリズムに乗った生活がとても大切なのだとあらためて強調しておきたいのです。

もちろんキスペプチンについては、まだ研究途上であり全貌はわかっていません。さらに研究が進み、さまざまな病気の治療に役立っていくといいなと願っています。

そして同時に、生活習慣という自分で変えられることが女性ホルモンのバランスに強い影響を与えているということは、よい知らせでもあります。

なぜならそれが、病気や症状を治す力、自然治癒力を自分自身がもっているという証明にほかならないからです。

第三章では月経周期を五つに分けて、その時期、その時期の特徴や血流のために気をつけたらよいことをご紹介してきました。

ぜひ、自分でできる部分を取り入れて、血流を整えることで病気や症状を改善し、しあわせ度を高めていきましょう。

第四章

一年の流れは「四季のめぐり」で整える

四季の流れに乗りなさい

夏は暑くて、冬は寒い。

あたりまえのようですが、すごい変化です。

四季のある国に生きる日本人は、一年という時間の長さの中で、体をこの気温や湿気の変化に合わせて調節しています。そして、ゆっくりとした四季の移り変わりの中で、少しずつ体を変化させ慣らしていきます。


一日、一か月と続いて、この章では一年の流れを取り上げます。

漢方では、体のバランスを取ることで体調を整えたり、病気を治したりします。

その根底にあるのは、四季の移り変わりで変化する環境に合わせて体を調整していくこと。

自然のリズムと人間のリズムを調和させることといってもいいでしょう。

この調和ができなくなると、体調を崩し、病気や症状が出てきてしまうのです。

四季の変化を感じることが、人間の体のリズムを整える基本です。

気候の変化を体に受けて、同時に心の状態も変わります。


春になって暖かくなると、わくわくする。

秋になって日が短くなると、なんとなく物悲しくなる。

夏になるとなんだかいつも体がだるくて、気力がわかない。

冬になると風邪ばかりひいて参ってしまう。


こんなふうに、毎年、この季節はいいことがたくさんある、もしくはこの時期になると体調が悪い、あるいは悪いことが起きる、という場合もあるでしょう。

それは、たまたまではありません。

体にはリズムがあり、調子を崩しやすいとき、いい波に乗っていけるときがあります。ひとそれぞれで違うこともあれば、誰にでも共通して起きることもあります。


そして、昔から伝わる季節に合わせた生活の知恵は、体調をよくするだけではなく、心の状態やさらには運気までをもよくするためのものでした。

ふだんの生活や眠り方、衣服といったことについても、いつ、どんなことに、どんなふうに気をつけたらいいかが伝えられています。

そんな漢方の知恵を知っていただけたなら、もっと自然のリズムに自分を合わせていける。そして、今よりも生きやすくなる。

運がいい、悪いといいますが、昔のひとにとってどんなことが一番運の悪い、恐ろしいことだったと思いますか？

それは病気です。今と違ってかつて、ひとはかんたんに亡くなりました。

風邪も、単なる風邪ではすみません。栄養状態や衛生状態も悪かったので、風邪から肺炎になりやすい。抗生物質もありませんから致命的です。ケガだってそう。消毒という概念もありませんから、膿《う》んだり壊死《えし》を起こしたり……。

運がいいというのは、まず病気になって死なないこと。つまり健康であること。

それはとても切実なことだったのです。

そして、そのために漢方の知識が発達し、血流を増やすという方法もそこから生まれているのです。漢方は、単に健康を保つためではなく、運気をよくするということも踏まえています。

四季のリズムに乗って生きることで「血流たっぷり」に、肉体的にも精神的にも社会的にも、さらには運気的にも、すべてが満たされた状態に近づけていきましょう。

日本は二十四の季節をもつ国だった

夏になると昼が長くなって、夜が短くなる。

冬になると夜が長くなって、昼が短くなる。

あたりまえのことかもしれませんが、そんな変化を実感できていますか？

今、ぼくは出雲と東京を行き来するような生活をしていますが、季節の変化の感じ方がこんなにも違うのかと驚きます。

出雲大社の参道沿いに家があるのですが、まわりの建物はほとんどが二階建て、マンションなんかもありません。屋上に出れば、ずっと遠くまで見通すことができます。

そのため、日の長さがリアルにわかりやすい。出雲大社の裏には北山という山並みが連なっているのですが、夏至《げし》のころになると、山の端から日が昇ります。位置でいえば北東です。それが、だんだん日が短くなってくると東へと動き、やがて真東へと移動して、平野の真ん中からの日の出になる。

太陽の出る位置も、時間も気温も全然違う。

季節を目で見て、体で、五感で実感できます。

正直なところ東京にいるときは、そうはいきません。もちろん明るい暗いはわかります。しかしまわりの建物が高くて空が狭く、建物の外であっても常に照明に照らされているので、どうしても時間の感覚や季節の変化をとらえにくいのです。

だからこそ暦を見て意識的に季節を感じ、取り入れることが大切になってきます。

季節を感じることで、体がそのリズムに乗りやすくなるからです。

一日、一か月と同じように、一年も「陰陽」で説明されます。

暖かく陽の気が強い春夏と、寒くて陰の気が強い秋冬。

この春夏秋冬の四季を、さらに細かく二十四に分けたものが「二十四節気」です。すべて暗記しなくてもかまいませんが、知っておくとより繊細に季節の移り変わりを感じることができます。

「夏至」「冬至《とうじ》」「春分《しゅんぶん》」「秋分《しゅうぶん》」の「二至二分《にしにぶん》」はそれぞれの季節の頂点、ピークであり、「立春《りっしゅん》」「立夏《りっか》」「立秋《りっしゅう》」「立冬《りっとう》」の「四立《しりゅう》」は季節の節目、始まりです。

合わせて「八節」といいますが、この八つのポイントを意識すると、季節の変化がよりわかりやすくなり、体と心を整える準備ができます。

まずかんたんに一年の流れをざっくりお伝えしておくと、

- 陽のピーク　　一年で一番昼の長い夏至
- 陰のピーク　　一年で一番夜の長い冬至

となります。

そして、ピークになったときは「反転」するときでもあります。

たとえば冬至は陽がもっとも少ないのですが、この日を境にして少しずつ陽が強くなり陰が弱くなっていきます。立春で陽が強くなっていくのが実感されだし、陰と陽がちょうど半分ずつになるのが、昼と夜の長さが等しくなる春分。そしてさらに強くなっていって立夏になり、夏至を迎えます。

夏至に陽がピークになると、再び反転が起こり、今度は少しずつ陽が弱りだし陰が強くなっていきます。立秋になると陰が強まってきたのが少しずつ見えてきて、再び陰陽半分ずつになるのが秋分、そして立冬、冬至へとつながっていきます。

体や心の状況も、この一年の陰陽のリズムに合わせて変化していきます。

自分の体や心の変化のルールを知っておいてこそ、適切に不調の予防もでき、手当も可能です。

そしてさらに、変化を味方につけて、よりよく生きていくことができるのです。

二十四節気の日付は、太陽と地球の位置から決まるため、年によって変わります。また、当日その日だけでなく、次の節気が始まる約十五日間の「期間」としての意味もあります。

この二十四節気については、江戸時代に太玄斎《たいげんさい》が記した『こよみ便覧』に詳しく書

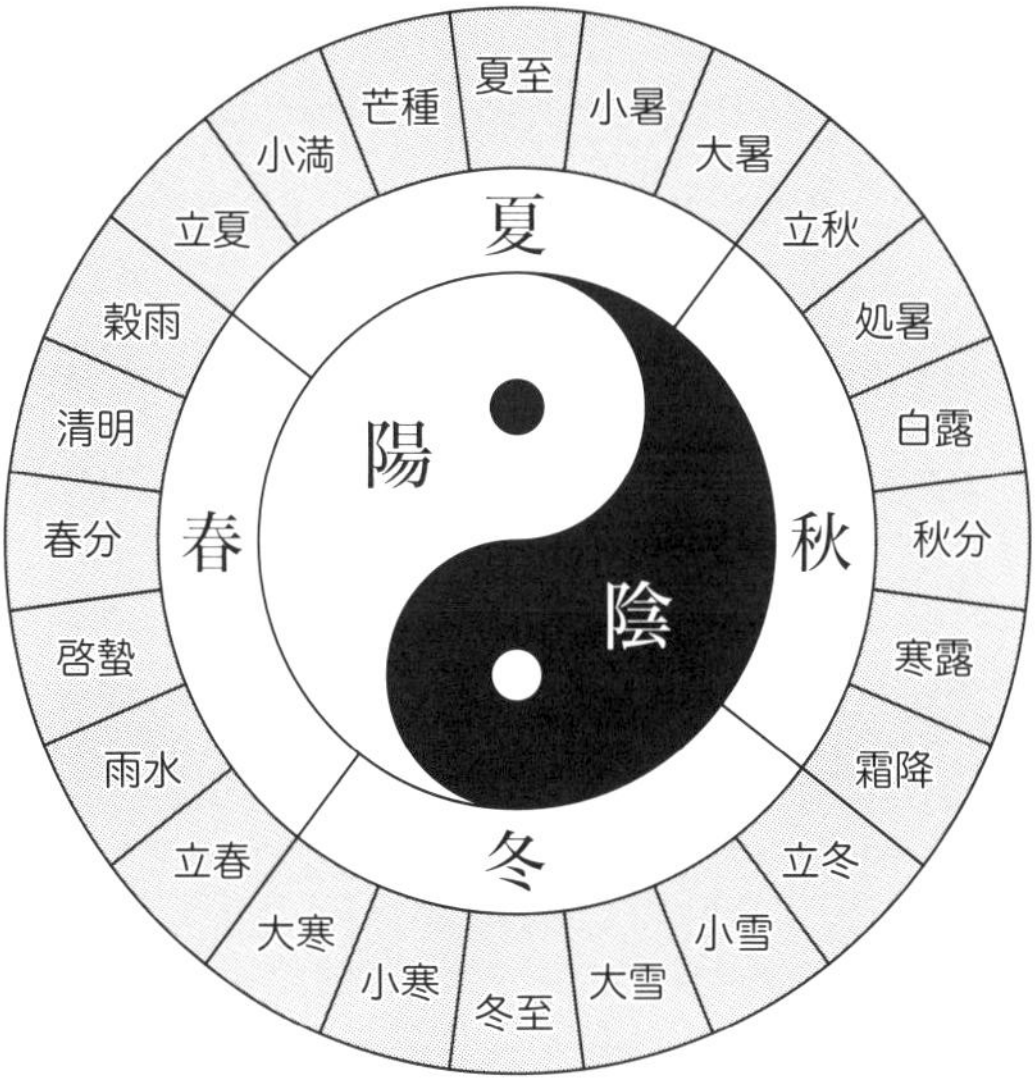

かれています。季節ごとに二十四節気それぞれについてふれていきますが、各節気の冒頭部分で、名前の由来を『こよみ便覧』をもとにご紹介しています。

　こういった日本の伝統を知りながら古くからの知恵を訪ね、体と心を整えていくのも、とても楽しいことだなぁと感じます。

　それではこの陰陽の変化を踏まえ、詳しく季節ごとの養生法や血流の整え方を見ていきましょう。

春は血流の乱れに気をつける

冬の寒さが少し和らいでいく春。
暖かくなって、日が長くなっていく、つまり陰が少しずつ弱くなり、陽の気が少しずつ強くなっていきます。これを「陰消陽長」といいます。

実は、エネルギーを蓄えるのも陰の役割。陰のピークである冬に蓄えたエネルギーが、植物の芽吹きのように放たれていくのがこの季節の特徴です。

ただ、若いエネルギーのために、迷走もしやすい。わぁっと伸びようとする一方で、バランスを崩してしまいやすい時期でもあります。せっかくなので、この伸びていくエネルギーを身心ともによい方向に展開するように使いたいですよね。

めまいやふらつき、ひどい眠気といった春先に出てきてしまいがちな不調は、血流が乱れることが要因なのですが、これには二つの原因があります。

一つ目は、血管の緩みです。

寒いときというのは体温を逃さないように、全身の血管が縮こまっています。血管が緊張して収縮するために血圧も上がります。もともと高血圧のひとは血圧がより高くなるために、心筋梗塞などに注意が必要です。

気温が少しずつ高くなってくると、この血管の緊張、収縮が緩んでいきます。すると、高くなっていた血圧が下がりだします。

コップを想像してみてください。少し極端なたとえですが、血管が縮こまっていたときにはコップ一杯くらいの容量だったのが、血管が緩んだことでビールジョッキくらいの大きさになってしまうと考えるとわかりやすいでしょう。

血流不足の傾向があるひとにとって、これは一大事です。

人間という器を血流が満たすことができなくなったことで、体の機能が維持できなくなります。血管が緩んだ分だけ血流不足の状態がつくられて、めまい、ふらつき、眠気などの不調を引き起こしてしまうのです。

二つ目は、肝臓の不調です。

肝臓は全身でもっとも血液を蓄えている臓器ですが、漢方でも「肝は血を蔵す」というほど血と関係が深いものです。この言葉は、血を蔵のように蓄えていることを表現したものですが、血が不足すると肝の働きがうまくいかなくなります。

全身のめぐりや自律神経をコントロールするのも肝の機能です。血流不足でコントロールが失われると、血流がさらに乱れたり、自律神経のバランスを崩したりしてしまいます。

昔から、肝の機能は春にバランスを崩すとされ注意が必要な時期なのですが、もともと血流不足があるひとの場合、肝の弱りに拍車がかかります。

対策としては、無理をしないこと。

「春眠暁を覚えず」といいますが、眠いのは体が季節の変化に追いつけず、休息を求めているサインです。

眠たいときは、眠ってください。睡眠は正義です。

ただ、起きる時間と寝る時間が毎日あまりにバラバラになってしまうと自律神経のバランスが回復しにくいので、その点は少し注意しましょう。

体の不調も心の不調も、暖かくなり身心が緩むことによって引き起こされます。春の養生は、この季節の特徴から見つめてみてください。自然と解決策が出てくるはずです。

暦のうえでの春は「立春」から始まり、「雨水《うすい》」「啓蟄《けいちつ》」「春分」「清明《せいめい》」「穀雨《こくう》」と続きます。

【立春　二月四日ごろ】

お灸で血流アップ効果二倍！

「春の気立つをもってなり」

二十四節気の初めで、春の始まりです。

旧暦では新年の始まりでもあります。新春、初春などお正月に「春」の字を使うのは、その名残です。「春の気配が立つ」という意味から名づけられました。

実際には寒さ真っ盛りな時期でもあるため、春の不調はまだ出ていません。わき上がる春のエネルギーを受け止められるように準備していきましょう。

体を整える準備として、この時期に効果絶大なのがお灸《きゅう》です。

陰暦二月二日にお灸をする習慣を「如月灸《きさらぎ》」などといいますが、他の時期に比べて二倍の効果があるとされています。江戸時代に貝原益軒《かいばらえきけん》が『養生訓』の中で、「胃腸が弱いひとは毎年二月、八月に灸をするとよい」という旨を記しています。

胃腸は血流の源ですので、血流不足になりやすい女性には、ぜひ取り入れてほしい習慣です。

お灸というと少しハードルが高いような気もしますが、手軽にできる貼るお灸や、火を使わないタイプのお灸も販売されています。

全身にあるエネルギーの流れである「経絡」を活性化することで、身心の働きを高めます。冬の停滞した気を流し、新しい春の息吹を体に迎え入れるのにぴったりです。

胃腸を元気にして血流を増やすなら、「中脘《ちゅうかん》」というツボにお灸をしましょう。おへそとみぞおちを結んだ線の中間にあります。

婦人科系の不調があるのなら、迷わず「三陰交《さんいんこう》」です。内くるぶしの一番高いところに小指を置き、指四本をそろえ、人さし指が当たっているところにあります。三陰交は、生命力を担当する腎、自律神経や血流に深くかかわる肝、消化と栄養補給を担当する脾《ひ》という三つの経絡が交わる場所にあるため、万能のツボとも呼ばれます。

お灸そのものの温熱効果もあるため、冷え症のあるひとにはとくにおすすめしたい方法です。何より、血流不足に陥りがちな春の不調の予防にも非常に適しています。

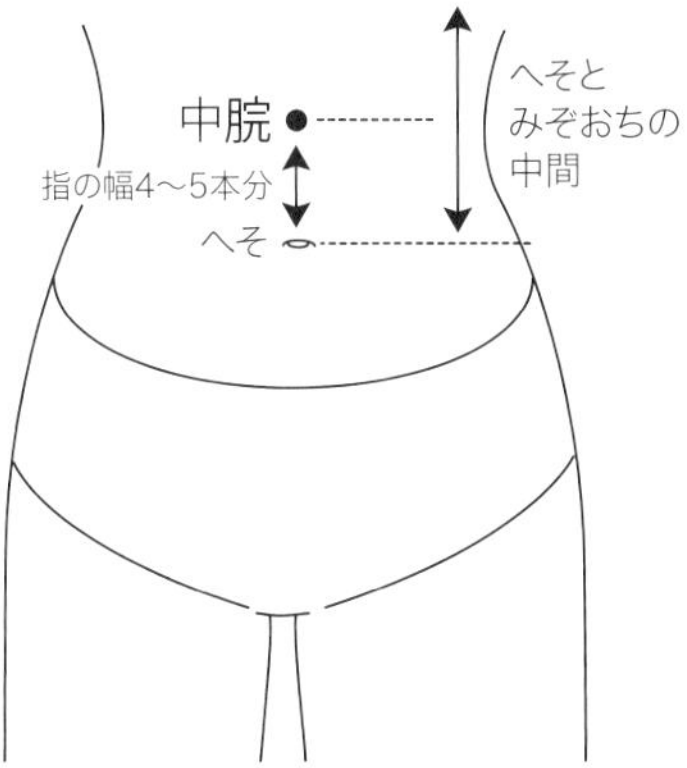

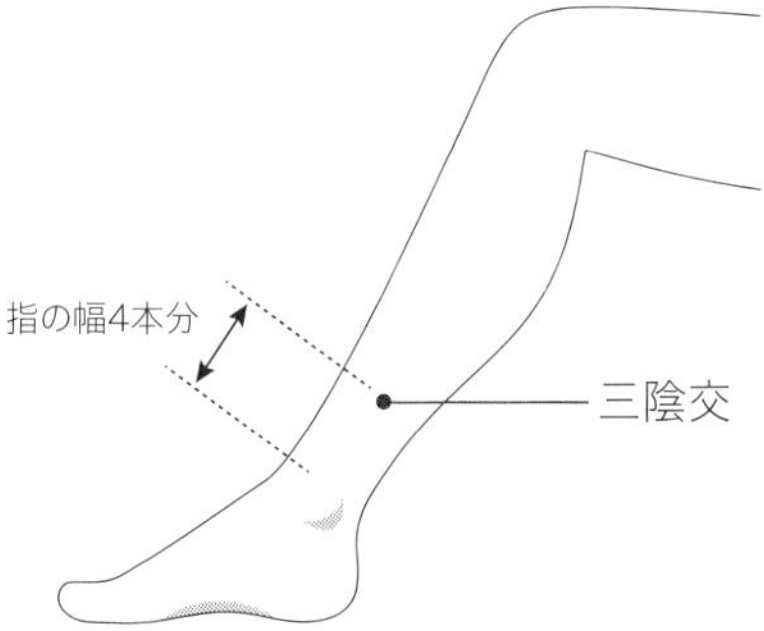

【雨水　二月十九日ごろ】

花粉症対策はお早めに

「陽気地上に発し、雪氷とけて雨水となればなり」

雪が雨に変わるころ、雪がとけて水に変わるころという意味です。かつては農耕の準備を始める目安とされていました。

ただ実際には、まだ雪深く積雪量がピークになるところも少なくありません。そろそろ寒さが緩みだし、春が来るよというメッセージとしてとらえてもよいでしょう。

この時期に多くのひとを悩ませるのが、スギ花粉です。

西洋医学の薬は、症状が出る前に予防的に飲みはじめるとよいことはよく知られていますが、生薬も同じように前もって飲んでおくことで大きな効果を発揮します。

その生薬とは「黄耆《おうぎ》」。粘膜にバリアを張って症状を和らげることができます。生薬の黄耆を主成分とする漢方薬には「衛益顆粒《えいえきかりゅう》」などがあります。早めに飲んでおくのがおすすめです。

【啓蟄　三月六日ごろ】山菜パワーで血流と自律神経を整える

「陽気地中にうごき、ちぢまる虫、穴をひらき出ずればなり」

大地も少しずつ暖められて、冬眠していた虫やカエルが穴から出てきます。

「啓」は開く、「蟄」は虫などが土中に隠れ閉じこもるということを意味しています。

「三寒四温」という言葉があるように、暖かくなったり寒くなったり日々の気温差がありながら、春本番になっていきます。

春の始まりである立春のころには弱かった陽の力も強くなって、寒さと暖かさの陰陽が競り合っているかのようです。

このころになると、さまざまな種類の山菜が出回るようになります。ウド、わらび、ぜんまい、ふきのとう……。春の山菜は独特の苦味をもっているものが多くあります。

これから伸びる植物の芽の部分である山菜たちは、虫や動物に食べられないように自分の身を守っています。それが苦味のもとである植物性アルカロイド。

アクやえぐみともなる植物性アルカロイドですが、下ゆでなどをすることによって、おいしい苦味、爽《さわ》やかな苦味に変えて日本人は伝統的に楽しんできました。

この春の苦味を食べることは、自律神経のバランスを整えることにつながります。

血流不足が起きることで肝の力が弱まることを先ほどご紹介しました。

同時に、春という季節は肝の働きを活発にもします。睡眠不足のときにカフェイン入りドリンクを飲むと、とりあえずはがんばれるけれど、あとでなんだか調子が悪くもなりますよね。まさにそんなふうに、活性化したのにうまくコントロールできないという状態に春の肝は追い込まれています。

そのため自律神経のバランスが崩れやすくなり、不調が大きくなります。

山菜は、この肝の不調に効くのです。山菜の苦味がもつデトックス作用が肝の働きを助け、不安定な自律神経、ひいては血流を整えます。

山菜はさまざまな効能をもつことから、民間療法や薬膳に広く利用されてきました。

旬の力でおいしく、自然に体を整える。

ぜひ山菜のデトックスパワーをおいしく楽しんで、調子を整えていきましょう。

【春分　三月二十一日ごろ】

自分のバランスを見つめ直す

「日天の中を行きて昼夜等分の時なり」

昼と夜の長さが同じになる日です。

ただ、この時期は寒さと暑さという陰陽の力がせめぎあうので、天候が不安定になりやすい時期。そのため春の不調が出やすいだけではなく、体調そのものも崩れやすくなります。

春分の日が分岐点となり、陰陽バランスがちょうど等しくなります。これまでは春になって陽が増えているといっても、陰が優勢でした。それが逆転するのです。

また、春分の日は秋分の日と並び、太陽が真東から昇り真西に沈む一年に二回しかない日です。そのため洋の東西を問わず特別な日として位置づけられてきました。仏教では、あの世は西に、この世は東にあるとされています。太陽の動きから、あの世とこの世がもっとも近くなるということで、春分の日と春分の前後三日間を「お彼岸」とする習慣につながったといわれています。

ご先祖さまに感謝をするということは、今の自分につながる過去を振り返るということでもあります。同時に、自分を振り返るきっかけにもしてみませんか？

陰陽のバランスが等しくなる日ですから、自分自身のバランスにもフォーカスしてみましょう。だんだん暖かくなり日照時間が長くなってきたことで、体や心に変化もしっかり出てきます。

ワークライフバランス、人間関係などさまざまな「バランス」を意識してみる。そして体と心のお手入れをすることはもちろん、先々の楽しいことを空想してみる。

何より春は発生の時期でもあります。

新しいもの、新しいことが生まれる季節です。

だからこそ、自分の夢をイメージしてみる。新しい目標を立ててみる。四月から始まる新年度に向けても、未来を展望するのに春分はベストな時期なのです。

【清明　四月五日ごろ】

ウォーキングと緩めの服がいい

「万物発して清浄明潔なれば、此芽は何の草としれる也」

すべてのものが清らかに生命を輝かせているという意味があり、「清浄明潔」を略して「清明」となりました。草木が芽吹き、花は咲き乱れ、鳥が歌い、暖かな春の陽気に包まれます。まさに春の盛りといった時期でしょう。

二千年以上前にまとめられた漢方の医学書である『黄帝内経《こうていだいけい》』には、春の養生法が細かく記されています。その中にこんなフレーズがあります。

「廣歩於庭　広く庭を歩く
被髪緩形　髪も服もゆったりとさせる」

ぜひ、自然の中でウオーキングをしましょう。

人間の身心の状態は、日照量や気温の影響を受けます。戸外で太陽の光や暖かさを感じることで、体と心を自然のリズムに調和させることができます。


ひとの体には、血流に乗って気が流れていると説明しました。これが全身の元気を支え、免疫や新陳代謝の原動力にもなっているのですが、実は体の外にも気は流れており、気功などはまさにこの力を利用しています。

この気の流れが、冬から春になると変わります。それまでエネルギーを蓄えるために外から内に向かっていたものが、内から外に向かうようになるのです。

気の流れをさえぎると、体も心も調子が悪くなってしまう。

そのことを知っていた古代のひとは、気の流れを邪魔しないように、結っていた髪をほどいたり、体を締めつけない服装をしたりするようにしていたのです。

西洋医学的にいうと、体を締めつける服装は交感神経の緊張を招きやすくなります。春の緩む流れに乗るために、締めつけないようにしていたともいえるでしょう。

戸外でのウォーキングで自然の力を感じ、体の外に向かおうとする気の力を邪魔しない。その結果、はずんだ気持ちややる気を起こさせる。

実際に、日照量が増えると脳内でしあわせホルモンのセロトニンが増加します。春になると明るい気持ちになるのは、科学的な視点から見ても当然のことなのです。家の外で日光を浴びると、セロトニンが増える効果がより高まります。

春の変化に合わせて一生懸命、元気に明るく、前向きになろうとしている流れにうまく乗っていきませんか？

体と心が上手に一緒に協力していけたら、今よりももっと楽しく生き生きとした時間が過ごせます。

【穀雨　四月二十日ごろ】

自分のやりたい気持ちを抑えないで

「春雨降りて百穀を生化すればなり」

「穀雨」とは、米はもちろん麦、稗《ひえ》、粟《あわ》などさまざまな穀物の成長を助ける雨のことです。田畑の準備が整うのに合わせて春の雨が降る時期です。

陽気も強くなって、昼が長くなりセロトニンが増えることもあり、心もどんどんウキウキ、わくわくしてきます。

さらに、全身の血管が緩んだのに体も慣れて、春先に比べて血流量そのものも安定してきています。気温が上がって血流がよくなるということは、全身の細胞すべてが活性化しているということでもあります。

全身のエネルギーが高まり、可能性を開く力に満ちあふれていきます。

『黄帝内経』には、この春の体の状態や季節のエネルギーを生かす方法が書かれていますが、そこでは春の体の変化に合わせて、心の状態をどうやって伸ばしていくかまでも述べられています。

「以使志生　やる気や何かに挑戦したい気持ちがわいてくる
生而勿殺　その気持ちは育てよう　殺しちゃダメだ
予而勿奪　自分の生きる力を応援しよう　可能性を奪っちゃダメだ
賞而勿罰　自分をほめて認めよう　自己否定感や罪悪感をもつことなんかない」

やりたいことや、ふと興味を感じたこと。

そんないろいろな願いや思いを、自分自身がつぶしてしまうことがありませんか？

そんなことは、しなくていいのです。

春は自分のやりたいという気持ちに素直に行動することが、将来の大きな実りにつながる時期です。春に種をまいて、秋に収穫をするのと同じです。

あらゆるものが成長しようという力にあふれている時期が春なのです。

今までに蓄えていた力や経験、知識で、何かをしてみようと思いつきやすくなる。そして、その状態を応援する態勢が整っているチャンスでもあります。せっかく可能性を伸ばせる季節だからこそ、いつもよりも、自分を信じてあげる。そして、一歩を踏み出してみる。

体も季節の状態によって変化します。暖かくなると、心も温かくなります。だからこそ、その状態に乗る。流れに乗る。

何かよくないことが起きても、ポジティブにとらえることができたり、ピンチをチャンスに変えられたりする。あるいは、たとえ問題が起きたとしても、解決を通じて新しい扉が開けるかもしれない。体の状態がよいからこそ、よいことを思いつきやすい状態にあるからこそ、よりよい方向に進んでいける。

昔から伝わる健康法はシンプルです。四季の状態に合わせて、追い風に上手に乗る方法を示してくれています。

二千年以上も前の医学書に記された養生法が、長い歴史の中で生き残ってきたのには理由があります。それはたくさんのひとが試して、実践して効果があったから。長い時間と多くのひとが証明してくれているということです。

春は新しいものが生まれ、伸びていく発生の季節。始まりの季節です。自分の体と心が新しいことをスタートするのに適しているからこそ、今の時期に思いついたこと、やりたいと思ったこと、挑戦したいことを大切にしましょう。

偉大な自然の力があなたの体と心を整えて、可能性を開く用意をしてくれています。追い風に乗って、人生をよい流れに調和させるチャンスが春なのです。

熱帯並みの日本の夏は、血流不足に大ダメージ

春から夏へ、どんどん昼が長くなって気温が上がっていきます。動物も、植物も活動的な季節になります。

エネルギーも満ちて元気になっていく時期なので、この勢いに乗っていきたい！

ただ、ここで一つ注意点があります。血流不足や冷えのある女性にとっては過ごしやすい季節に思えますが、想像とは逆に不調が出てしまう方が多いのです。

夏の養生法を考えるときには、梅雨入り前の初夏の爽やかな時期と、梅雨入り後のジメジメ蒸し暑い時期に分けてとらえます。

梅雨入り後の気候は、体にダメージを与えます。実は日本の夏は、世界的に見ても過酷。暑いだけでなく、湿度も高い不快な状態が続くためです。

この日本の暑くてジメジメした状態を示す「ジメ暑指数」というものがあります。単純な気温の暑さだけではなく、湿度の高い状態を表すために日本気象協会が新たに定義した指標です。気温三〇℃、湿度七五％が「ジメ暑指数八五」なのですが、この状態になるとほとんどのひとが暑くてたまらず不快を感じるとされています。

日本気象協会が運営する「tenki.jp」の記事によると、二〇一六年七〜九月の期間に限った「世界十都市ジメ暑ランキング」では、同率一位がバンコクとジャカルタ、三位がカイロ。ここまでは妥当に思えますが、なんと四位大阪、五位東京と続きます。

東京の夏は熱帯といったりしますが、それは単なる感覚ではなく事実だったのです。

人間には適応能力があるので、いつも暑くて湿度の高い状態が続いていれば、慣れて元気に過ごせます。しかし日本の場合は一年の一時期だけ。そのため体への負担が大きいのですが、血流不足の場合、そのダメージはさらに深刻化してしまいます。


原因と対策を知ることで、少しでも負担を減らし、元気に夏を過ごしましょう。

暦のうえでは夏は「立夏」から始まり、「小満《しょうまん》」「芒種《ぼうしゅ》」「夏至」「小暑《しょうしょ》」「大暑《たいしょ》」と続きます。

【立夏　五月五日ごろ】
胃腸のケアが五月病対策の鍵！

「夏の立つがゆえなり」

新緑がまぶしく、爽やかな気候が続きます。

夏の気配が立ちはじめるところから名づけられた、夏の始まり。もっとも気持ちのよい季節の一つでしょう。

気候の影響による体のトラブルはあまりありませんが、反対に出てくるのが「五月病」です。入学、就職、異動、転居など、年度替わりの四月に始まったさまざまな新しいことが一段落つく五月ごろに出てきやすいことから、五月病といわれます。

症状としては、不眠、疲労感、めまい、食欲不振、胃痛、やる気が出ない、動悸《どうき》、息切れなどがあげられます。

ご承知のとおり、現代の日本の慣習から出てくる症状です。四月に始まった変化に対し、一か月は何とかがんばれたのが燃え尽きてしまったり、張り詰めた糸がプツンと切れてしまったりすることで、精神的な疲れが一気にどっと出てしまうのでしょう。

症状が出てしまってからではもう、休みをとる、リラックスや気分転換をするという対策しかありませんが、漢方的には五月病は胃腸をいたわることで予防できます。

元気、やる気の「気」は胃腸でつくられます。そのため、胃腸が弱っていると気がつくられず、元気ややる気が出なくなってしまうのです。当然ながら体が気をつくれないのに、モチベーションを出そうと思っても出せません。

体の側で気をしっかりとつくれるからこそ、モチベーションは出るのです。

「気力」というと気持ちだけでがんばるイメージがありますが、それは間違い。気は胃腸でつくられるエネルギーなので、胃腸がすこやかであってこそ気力を発揮できるのです。

五月病になる方は、四月になって新しい環境に変わったというひとが多いでしょう。三月の送別会、四月の歓迎会などが続き、しかも主役として食べたり飲んだりする立場にあれば、当然ながら胃腸はダメージを受けます。

しかも悪いことに、立夏の前の時期というのは季節の変わり目の影響で、胃腸が弱る時期なのです。やっていることも悪ければ、時期まで悪いというダブルパンチを胃腸はくらっています。

精神的な燃え尽きだけが五月病の原因ではありません。胃腸で気がつくられず、体のほうで心が支えられなくなっているから、不調が怒濤《どとう》のように襲ってくるのです。

「身心一如《しんじんいちにょ》」というように、体と心は常に一つで互いに影響を与え合っています。ぜひ体のほうからもアプローチしてみてください。

対策としては、まず食べすぎないこと。

本当におなかがすくまでは食事をやめてみたり、休みの日に一日くらい夕食を抜いてみる「プチ断食」をしたりすると、意外と速攻で効果があります。一週間夕食だけを抜く「一週間夕食断食」もおすすめです。

それまで無理やりがんばって環境の変化によるストレスを甘いものやお酒、どか食いで解消してきたひとほど、胃腸がダメージを受けてしまっています。

「あれ？　おかしいな、五月病かな？」と思ったらすぐに、胃腸のケアをしてみてください。胃腸の調子を取り戻せると、やる気や気力がつくられるようになります。

ただ一方で、カウンセリングをしていて感じるのは、五月病に限らず仕事に対して不適応の症状が出てくるのは、非常に重要なサインだということ。体が「もう、無理」と悲鳴を上げてＳＯＳのメッセージを出しているケースも少なくありません。

五月病に限らず、不適応が出た場合は、まず休みましょう。がんばって自分を犠牲にして最後に潰れてしまうひとのなんと多いことか……。そして、潰れてしまったあとでは、回復に膨大な時間と休息が必要となります。

ストレスをコントロールすることよりも、ストレスそのものを生まないこと。そんな環境をつくっていくことは、人生の質を高めるためにとても大切なことなのです。

【小満　五月二十一日ごろ】

自分の願いを真に成長させるチャンス

「万物盈満《えいまん》すれば草木枝葉繁る」

夏の陽気が満ちてきて、草木が成長して生い茂ることから名づけられました。

時期的には秋にまいた麦の穂が色づく「麦秋」にも当たります。実際に麦の畑が広がっているところを見ると、まわりの木々や山々は新緑に包まれているのに、そこだけ一面黄金《こがね》色の実りの秋が来ているようで、麦秋という表現に納得します。

「麦の穂が実って少し安心する＝少し満足する」ころだから「小満」と名づけられた

という説もあります。

「夏」という文字は、頭に飾りをつけて面をかぶり、足をすらせて舞う姿を表したものだそうです。仮面をつけたシャーマン、巫女の姿で、彼らは祖先のために夏に踊りを奉納していたのです。

そこから転じて、草木が力強く茂り大地を覆う夏を意味するようになりました。

『黄帝内経』にはこう書かれています。

「無厭於日　太陽の光を浴びなさい
使志無怒　自分がしたいと思う気持ちを抑え込まない
使華英成秀　花が咲き誇るように
使氣得泄　体も心も解放してエネルギーを外に向かって発散させる
若所愛在外　外に好きなことがあるかのようにどんどん外に出て活動しなさい」

自分がしたいと思っている気持ちを抑えずに、したいことをする。

それが夏に大切な心のあり方です。

夏は陽の気が多く、成長の力がもっとも強い季節です。それは動物や植物といった自然界のものに限らず、ひとの願いや夢を育てる時期でもあるのです。

もとの漢文に「無怒」という言葉があります。「怒」という文字は心の中で鬱積してしまって発散されない心情を意味しています。それは強いストレスになってひとを内面から傷つけてしまいます。

無怒とは、単純に怒ってはいけないということではありません。外に向かうべき志を自分の中に押しとどめて鬱積させてはいけないよ、外に向かって放ちなさいということを伝えています。


ひとの心は、昔も今も変わらないのですね。

それどころか、身分制度があったり、食べることすらままならなかったり、どうにもならないということが古代は現代よりもはるかに多かったはずです。

もちろん現在の自分のまわりを見回してみると、家族や夫婦関係、パートナーシップの問題や、思いどおりにいかずに自分を抑えていることがあるかもしれません。

でも、それは本当に無理やりがまんさせられているものでしょうか？

「これはいけない」「こうしなくちゃいけない」と、自分で自分を閉じ込める檻《おり》をつくってしまってはいませんか？

自分で自分を制限してはいませんか？

ふだんだったらできないかもしれない。

その檻を壊して、乗り越えることなんて考えられないかもしれない。

だからこそ、自然の力を味方にしてみる。


先ほどご紹介した『黄帝内経』の冒頭には「太陽の光を浴びなさい」とありました。

実際に、現代の医学でも太陽の光によって明らかに抑うつ傾向が低下することがわかっています。太陽の光を十分に浴びることで、しあわせホルモン・セロトニンが合成されるのです。

あなたも実際に経験したことがあると思いますが、晴れた日ほど気分が盛り上がる、楽しくなる、ポジティブになる傾向は高まりますよね。

太陽の光に満ちた夏という季節が、あなたの心に前向きさや明るさという、自分の夢や目標を叶《かな》えていく力を与えてくれるのです。

もしも、自分の内側に、本当にしたいこと、やりたいことを押し込めているのなら、自然の力の追い風をたっぷり受けて、そんな気持ちを解放してみましょう。

そして、実現に向けて行動してみましょう。

【芒種　六月五日ごろ】

血流不足は「薬膳はちみつ塩レモン」で予防!

「芒《のぎ》ある穀類、稼種する時なればなり」

稲の穂先にあるトゲ状の突起を「芒」といいますが、この芒のあるイネ科の植物の種をまくころという意味です。ただ、時代や品種の変化もあり、現代のまき時はもっと早まっています。

初夏の気持ちのいい気候が終わりを告げ、気温も湿度も上がりだす時期。だんだんと不調が出やすくなっていきます。

この時期の不調の原因は大きく分けて二つあります。

一つは暑くなることで起きる「血流不足」、もう一つは湿気が引き起こす「体内へドロ」です。

まず血流不足についてですが、基本的な仕組みは春と同じです。気温が高くなることで、血管が緩んで開いていくために起こります。

しかし、夏のほうがより気温が高くなるため、被害が大きい。

極端な表現ですが、コップに入っていた水をビールジョッキに入れて足りないと感じていたのが春ならば、そのビールジョッキに入っていた水をバケツに移すのが夏です。そんな勢いで血流不足が起こっているのです。

めまい、だるさ、やる気が出ない……。こういった症状はよく夏バテと間違えられるのですが、夏バテが暑さや食欲不振が積み重なって夏の後半に出てくるのに対して、血流不足の影響は気温が上がりはじめる夏の前半から出るのが特徴です。

血圧が下がりやすいので、ふだんから低血圧のひとはとくに注意しましょう。

しかも、この時期は気温も高くなって、意外と脱水傾向になりやすい。汗がダラダラ流れる場合は自分で気づきますが、やっかいなものに「不感蒸泄《ふかんじょうせつ》」というものがあります。これは気づかないうちに水分が皮膚の表面から蒸発したり、呼吸から出ていったりするものです。体型によっても異なりますが、健康な成人は、この不感蒸泄によって一日に約九〇〇㎖の水分を失っています。

そして、気温の上昇によって気づかないうちに汗がさらに増えます。血液中の水分が不足すれば血流量も減り、ますます血流不足に拍車がかかってしまうのです。

すぐにできる対応策としては、水分補給があげられます。

ただし、水やお茶では足りません。電解質が必要です。市販の経口補水液を利用してもよいのですが、塩分量が多いため常飲には向きません。

おすすめなのが、「薬膳はちみつ塩レモン」。手軽に自分で作ることができます。

【「薬膳はちみつ塩レモン」の作り方】

① ペットボトルに五〇〇㎖の水を用意する。

② ①にはちみつ大さじ四、天然塩少々、レモン二分の一個分の絞り汁を入れる。
③ ②をよく振ったら出来上がり（溶けにくいので、ボウルでかき混ぜてもよい）。

分量は好みで調節してください。

このとき、海水からつくられた塩を使用しましょう。塩化ナトリウム以外のミネラルもたくさん含まれており、汗で失われた電解質の補給に、より適しているためです。

血流不足によるめまい、立ちくらみ、だるさの症状も楽になりますし、熱中症の予防にももってこいなので、夏の時期にはとてもおすすめです。天然塩の量を一・五gにすると、熱中症対策用の経口補水液代わりになります。

さらに、レモンを絞って入れることで薬膳効果も生まれます。レモンに含まれるクエン酸をとることで疲労回復にもつながり、ビタミンCが夏の紫外線ケアに一役買ってくれます。

ショウガの絞り汁やミントの葉を入れてバリエーションを楽しむこともできます。

もう一つ、薬膳で「酸味」というのは肌の収れん作用があるとされ、汗腺を引き締めて汗を減らします。また、酸味と甘味の組み合わせは血を生むとされているので、血流不足の方にはとくにおすすめなのです。

とてもかんたんで経済的なので、ぜひ夏の血流不足対策に役立ててください。

ただし、はちみつを使っているので一歳未満の赤ちゃんは飲めません。また、糖分と塩分も入っているので、がぶがぶ一日に大量に飲むのはおすすめしません。何事も適量が大切です。

もともと血流不足の方、低血圧で症状が重たい方の場合、薬膳はちみつ塩レモンでは対策が追いつきません。このときには特効薬ともいえる漢方薬があります。

それは、人参、五味子《ごみし》、麦門冬《ばくもんどう》という三つの生薬からできている「麦味参《ばくみさん》」という漢方薬です。ぼくの漢方相談を受けられている方は血流不足や低血圧の女性がとても多いのですが、梅雨ごろになるとこの漢方薬をよく出します。非常に楽になる方が多いので、気になるひとは漢方専門薬局で相談してみてください。

血流不足の対策ができれば、夏の不調は一気に楽になって元気に過ごすことができます。もう一つの不調の原因、湿気が引き起こす「体内へドロ」については、梅雨が本格的になる「夏至」の節でご紹介します。

【夏至　六月二十一日ごろ】

血流の敵・体の中の湿気に要注意

「陽熱至極し、また日の長きのいたりなるを以てなり」

一年でもっとも昼が長く、夜が短い日です。そして、陽が一番強く、陰がもっとも弱い日でもあります。

冬から夏にかけて増えてきた陽のエネルギーは「夏至」でピークを迎えたあと、今度は冬至に向けて少しずつ減っていきます。結果的に陰と陽のバランスは一年を通じてトータルで均衡します。

「夏に至る」と書くように、この夏至からが本格的な夏の到来です。

梅雨のないヨーロッパでは、気持ちのよい気候が続きます。とくに冬に日照時間が極端に短くなる高緯度の北欧では、太陽の恵みに感謝する「夏至祭」が盛大に開かれます。日本では一般的ではありませんが、太陽の恵みに感謝する日として過ごすには、とてもよい機会です。

この時期に気をつけたいのが、湿気。部屋の湿気はもちろんですが、体内の湿気にも気をつけましょう。

体に湿気が入り込んだものを「湿邪《しつじゃ》」といいます。重くてねばねばした性質があるため、全身のだるさにつながります。梅雨の時期に、関節痛や膀胱《ぼうこう》炎、尿道炎といったトラブルが増えるのもこの湿邪が原因です。

そして、湿邪がもっとも悪影響を及ぼすのが胃腸です。

湿邪のために食欲がなくなったり下痢をしたりしますし、何より食べ物を消化して、気や血をつくり栄養をめぐらせる働きをする消化器が弱ってしまいます。

すると血流不足に陥り、だるさや疲れも出てきます。

血流不足を抱えた女性はもともと胃腸があまり強くない体質のひとが多いため、この湿邪のダメージを受けやすくなります。

漢方では「怪病多痰《かいびょうたたん》」といって、体内へドロである「痰湿《たんしつ》」が慢性病や原因不明の病気をつくってしまうとされています。

婦人科系では、子宮内膜症、多嚢胞《たのうほう》性卵巣症候群（PCOS）などが痰湿とかかわりが深い病気です。

この湿邪の状態を外から判断するには、舌をチェックしてみてください。白い苔《こけ》や黄色っぽい苔がベターッとついていると、湿邪がたくさん体に入り込んで「痰湿」になっているサインです。

「食べすぎ＋湿邪」が最凶最悪に痰湿をつくり出してしまいます。もともと胃腸が弱っている梅雨の時期には、くれぐれも食べすぎには気をつけましょう。

もしも舌にベターッと苔がついていたら、これは胃腸ケアのサイン。空腹をしっかり感じることを大切にしてください。おなかがすいていなかったら、食事を抜いてしまうのも効果的です。

【小暑　七月七日ごろ】暑さと湿気は夏野菜で追い出そう！

「大暑来たれる前なればなり」

梅雨明けが近づきます。

「小暑」と次の節気の「大暑」を合わせて「暑中」といい、一年間で一番暑いころ。暑中見舞いを出すのも小暑からです。

夏は「心」の働きが盛んになり、また気をつけるべき季節とされます。漢方でいう心とは心臓はもちろん、心や脳の働き、全身の血流循環を含みます。

暑くなると熱中症になるひと、また脱水症状から血管が詰まる病気を引き起こすひとが増えます。このことから、昔のひとは心に気をつけようとしたのでしょう。

汗が増えて脱水傾向になると、血流の水分が足りなくなりドロドロしてきます。そして血液が固まって詰まりやすくなる。心臓の血管が詰まれば心筋梗塞、脳で詰まれば脳梗塞が起こってしまいます。

脱水症状と熱中症はとても怖いものなので、しっかりと水分補給を心がけましょう。


予防法として大切にしたいのは食事です。

きゅうり、ナス、トマト、スイカ……。夏野菜をたっぷり食べてください。暑さから身を守り、むくみを追い出し、同時に湿気による体内へドロを防ぐことができます。

夏野菜は冷やすから避けたほうがいいともいわれますが、それは旬ではない秋冬にたくさん食べるからです。旬の夏なら大丈夫。安心して食べましょう。

もちろん、そのときに体の声を聞くのは大切です。

「食べたいな」あるいは「食べたくないな」という体の声は、大事なメッセージです。旬のものであっても、「体にいいから食べなくてはいけない」「食べたほうがいい」ではなくて、本当に食べたいから食べることを心がけてください。

生のまま食べてもいいのですが、加熱して温野菜にすれば、さらにたっぷり食べることができます。野菜をたっぷり食べて食物繊維がたくさんとれると、腸内環境も整い、体内へドロである痰湿を追い出すことができます。

夏野菜の力をめいっぱい引き出し、量もたっぷり食べる方法としては、ラタトゥイユがおすすめです。旬で栄養価が高くなり、かつ値段は安くなった野菜をたくさん使って、いっぱい食べましょう。

ぜひ食べてみてほしいのが「薬膳ラタトゥイユ」。

野菜の重ね煮で作るのですが、「野菜ってこんなに甘かったの!?」とびっくりするおいしさになります。

【「薬膳ラタトゥイユ」の作り方】

① 鍋で適量のオリーブオイルを弱火で熱し、細かく刻んだにんにく、ショウガ、たまねぎを適量加え、全体に油が回るまで軽く炒める。

② ①の上にざく切りにしたきのこ類、葉物類（キャベツ、セロリなど）、果菜類（トマト、ナスなど）、いも類、根菜類の順番で入れる（野菜の量や種類はお好みでどっさり）。

③ 塩をひとつまみ入れて焦がさないように弱火でコトコト煮る（あまり混ぜない）。

④　野菜が柔らかくなってきたらトマトの水煮缶一缶と水二〇〇㎖を入れ、さらに十分ほど煮る（お好みでコンソメ一個を入れてうまみを加えてもＯＫ）。

⑤　塩こしょうで味を調えて出来上がり。

ショウガを入れておくことで、「冬病夏治《とうびょうかじ》」の効果も期待できます。冬病夏治とは、冷え症やリウマチ、喘息《ぜんそく》など冬に出やすい病気は、冬の間に治すことは難しいから、症状が楽な夏の間に治しなさいという意味です。

暑いときにこそ、体の中心を温めましょう。そして、しっかり血を増やしてください。冷え症などは夏のケアで、本当に楽になります。

ちょっと極端な方法ですが、このラタトゥイユだけを食べる日をつくると、本当に体が浄化されたようですっきりとします。しっかり加熱されているので、おなかに負担がかかりません。そして、野菜をたくさん食べた分、お通じもすっきりします。

体内へドロがたまっていないかどうか、うんちもよく観察してみましょう。

食物繊維が十分にとれていれば、黄土色でにおいも少なく、何よりうんちがトイレに浮かびます。うんちが水に浮かべば、人生も浮上します。

体の状態というのは、運気にも影響します。粘着質でベタベタしている痰湿がたくさんあると、不思議なことに、いろいろなことが引きずられてうまくいきにくくなります。体質から来る性格というものもあるのですが、「痰湿体質」だと、「手放せない傾向」が出てくるのです。

物事がうまくいかないのも、意外と体が生み出していることだったりする。

体のせいで、自分が振り回されるなんてもったいない。

体のせいだから、体を整えてあげれば、ふっと楽にうまくいくきっかけがつくれるものです。

夏は重りを切り離して、自分のやりたいこと、したい気持ちを解放するときです。大丈夫。季節も味方してくれます。

夏は「喜び」という感情をとくに大切にすべきときだともいわれます。

痰湿をため込まず体も心も運気も、明るく楽しく軽やかに。

たくさんの喜びを生み出し、感じたいですね。

【大暑　七月二十二日ごろ】

太陽が妊娠力をアップする

「暑気いたりつまりたるゆえなればなり」

梅雨も明けて快晴が続き、一年でもっとも暑い時期となります。

この時期、「土用の丑《うし》の日」に、うなぎを食べる習慣があります。この土用のうなぎ、江戸時代に平賀源内《ひらがげんない》が知人のうなぎ屋のためにつくったキャッチコピーという説が有名ですね。ただ、うなぎが一番おいしいのは産卵前の秋から冬だそうですが……。

立春、立夏、立秋、立冬の直前十八日間を「土用」といって、年に四回あります。「土」というのは漢方では胃腸のこと。次の季節をすこやかに迎えるために、胃腸を整えるといい時期です。

とくに、夏の土用は大暑の時期とちょうど重なります。

湿気も多く胃腸が弱りやすい、暑さでバテて食欲がない、疲れ、だるさが出るころということもあって、精をつけるものとしてうなぎが提案されました。単なるキャッチコピーというよりは、時節の意味や食材の特徴をとらえたものでもあるのです。

うなぎは脂溶性ビタミンが多い食材として知られています。「日本食品標準成分表」(二〇一五年版)を見ると、とくにビタミンDは一〇〇gあたり一八・〇㎍含まれていますが、このビタミンDは生殖機能に非常に重要な働きをしていることがわかっています。

イギリスのバーミンガム大学が、十一件の研究のデータを解析しました(不妊治療を受けている女性計二千七百人分)。その結果、血中ビタミンD濃度が高い女性のほうが、妊娠率も生児獲得率も高くなることが明らかになっています。

体外受精を行った九十九人の女性を対象にしたアメリカの研究で、血中ビタミンD濃度が三〇ng／㎖超の女性の着床率が七八％だったのに対し、二〇ng／㎖未満だった女性たちでは三七％と低いこともわかりました。二〇～三〇ng／㎖未満の女性たちも同じく、三七％にとどまりました。

さらに日本の順天堂大学非常勤講師の黒田恵司氏らの研究グループが二百七十六人

の不妊治療を受けている女性を対象にして血中ビタミンD濃度を測定したところ、三〇ng／mℓを超える数値だったひとはわずか一二・七％。約九割の女性で不足していることがわかったのです。

日差しの強い夏の暑い時期。多くの日本人女性が徹底的にしていることが、ビタミンD不足を招いている可能性があります。

それは、UVケア。

ビタミンDは十分に太陽の光を浴びていれば、体内でつくることができます。ところが顔には徹底的に日焼け止めを塗り、腕全体を隠す手袋をはめ、日傘をさし、なかには顔面全体を覆うサンバイザーまでつけた完全装備のひともいます。

しかし、あまりにも極端なUVケアは、ビタミンDをつくれなくしてしまうのです。しかも室内にいる時間が圧倒的に長いとなると、どうしようもありません。

太陽の光を浴びましょう。それによって妊娠力を高めることができます。

国立環境研究所の発表によると、日本人に多い肌のタイプの場合、顔と両手の甲に相当する面積でも、七月の晴れた日の九時なら、札幌で十四分、つくばで十一分、那覇で十六分太陽の光に当てれば、一〇㎍のビタミンDをつくることができます。

顔はどうしても日に当てたくなければ、腕や足でもかまいません。

また、紫外線の影響の少ない朝の早い時間の日光浴でもいいでしょう。

ビタミンDだけではありません。太陽の光で女性ホルモンのバランスも安定し、月経周期も整います。

たしかに美容もとても大切ですが、時間や部位を工夫することで、健康的に太陽の光で妊娠力を高めることが可能なのです。

そして、ビタミンDは女性だけではなく、男性にとっても重要です。

ビタミンDは男性ホルモンの生成を促すことがわかっています。

おもしろいことに、男性ホルモンの値は冬に低く、夏に高いのですが、これはビタミンDが太陽によって多くつくられるためなのです。

不妊のカウンセリングをしていると、夫婦生活がなくなっていくカップルが少なくないことを強く感じますが、そういった場合、夫の側が仕事が忙しいこともよくあります。太陽の光を浴びることなくずっとオフィスで仕事に明け暮れていれば、当然男性ホルモンの数値が下がります。この男性ホルモンの値は性的な欲求ややる気などに直結するため、夫婦生活も少なくなってしまう可能性があります。

夫婦で一緒に太陽の光を浴びましょう。夫婦ともに妊娠力が上がりますし、セックスレス解消の助けにもなります。

夏は恋の季節といったりしますが、それにはこの太陽の光で男性も女性も、性ホルモンが増えていることが影響しているのでしょう。

夏は陽である「喜び」のエネルギーが増します。

太陽の力を借りて、性の幸福度も上げていきましょう。

秋はやっぱりうるおいが大事だった

春夏、秋冬で四季は大きく二つに分かれます。

だんだん暖かくなって陰から陽に向かう春夏と、だんだん寒くなって陽から陰に向かう秋冬。陰陽の主役が変わるに従って、体も心も状態が変化します。

夏は湿度が高く、湿邪をどう防ぐかが重要でしたが、秋は気温が下がるにつれて乾燥が進みます。この乾燥にどう対応していくかが秋の一大テーマです。

秋に重要になる臓器は呼吸器の「肺」であり、乾燥に非常に弱いという弱点をもっているからです。

また「実りの秋」というように、秋は収穫の季節。

ひとの内面でも同じです。心の状態も、昼夜の長さが変わるに従って陽から陰に変化していくのですが、同時にさまざまな物事の収穫をする時期にもなっていきます。春夏の活動が大きかったほど、一生懸命に動いたほど、秋の実りが大きくなります。

これらの点に注目しながら、秋という季節の養生法を見ていきましょう。

暦のうえで秋は「立秋」から始まり、「処暑《しょしょ》」「白露《はくろ》」「秋分」「寒露《かんろ》」「霜降《そうこう》」と続きます。

前半と後半で乾燥対策が変わる

【立秋　八月八日ごろ】

「初めて秋の気立つがゆえなればなり」

暦のうえでの秋の始まりです。

とはいえ実際には、まだまだ夏真っ盛り。暑中見舞いから残暑見舞いに変わるものの、厳しい暑さが続きます。

ただ、お盆のころになると朝夕に秋の気配をほんのり感じることもでき、陽の季節から陰の季節へと少しずつ移り変わっていくのがわかります。

秋は乾燥に注意とはいいますが、同じ乾燥でも前半と後半で意味合いが変わります。

秋の前半は、夏の暑熱が残ります。そこに秋の乾燥が加わるため「暑さ × 乾燥」である「温燥《おんそう》」に注意する必要があります。逆に後半になってくると、冬の寒気が忍び寄ってきて「寒さ × 乾燥」である「涼燥《りょうそう》」に変化します。

同じ乾燥でも対応策が異なってくるのです。

前半の「暑さ×乾燥」対策には、体の熱をとる食材と体にうるおいを与えてくれる食材を組み合わせてとるのがいいでしょう。甘味・苦味のある食材、具体的には、れんこん、きゅうり、トマト、白ごま、黒ごま、梨、りんご、牛乳、豆乳、豆腐、貝類など。刺激の強いねぎ、ショウガ、にんにく、唐辛子などを大量に使うのは避けましょう。

後半の「寒さ×乾燥」には、体を温める食材と体にうるおいを与えてくれる食材を組み合わせて食べるようにします。辛味・酸味のある食材、もち米、米、はちみつ、ショウガ、ねぎ、鶏肉、梅、パイナップルなどがあげられます。

「暑さ×乾燥」と「寒さ×乾燥」の切り替えは、実際の気温の変化や日付で判断しなくて大丈夫。自分自身が涼しいな、寒いなと思ったら変えてみてください。

一人ひとりの体の状態は異なります。知識として知ったうえで、これが食べたいな、あれが食べたいなという気持ちを大切にして実行してみましょう。

【処暑　八月二十二日ごろ】

旬の果物で夏バテを癒す

「陽気とどまりて、初めて退きやまんとすれぱなり」

「処」というのは止まる、落ち着かせるという意味で、「処暑」は暑さが落ち着くということを表しています。

実際にこのころになると暑さもずいぶんと和らぎ、朝夕に涼を感じるようになります。稲も少しずつ色づいてきて、しだいに実りの秋へと移り変わっていきます。

最近は、果物も野菜も年中収穫できたり時期が前倒しになったりして旬がわかりにくくなっていますが、このころ梨やぶどう、桃やイチジクが本来の旬を迎えます。

初秋の果物には、体をうるおす効果の高いものが多くあります。食べることで体の養生になり夏バテの滋養にもつながるので、ぜひ積極的にいただきましょう。

ただ、果物の果糖は太りやすいので、食べる量や時間には気をつけてください。

かつては果物の効果を評して「朝は金、昼は銀、夜は銅」なんていう表現がありました。実際に朝や昼の動く時間に食べたほうが太りにくいので、なるべく活動する時間にいただきましょう。

【白露　九月七日ごろ】体と心の免疫力を高めよう

「陰気ようやく重なりて露こごりて白色となればなり」

明け方に空気が冷えて、朝露が美しい時期になります。ここから「白露」という名前がつけられました。

このころになると、少しずつ気の流れが変わりだします。冬から春、春から夏へと暖かくなり、陽の力が強くなる間は体の気が外へ外へと向かっていました。この気の流れが涼しくなり陰が強まるにつれて、内へ内へと向かいだします。

秋は「肺」の季節と書きましたが、乾燥に気をつけ、うるおすようにしましょう。

肺の乾燥は免疫力の低下につながります。実際、喉《のど》や気管支の粘膜が乾燥すると、粘膜が自分できれいに掃除する自浄作用が失われ、風邪をひいたり感染症にかかりやすくなったりしてしまいます。

気が内に向かうということは、同時に悪いものも入り込みやすくなるということです。免疫力が低下しないように気をつけましょう。

そして、これは心の状態にも同じことがいえます。

心がカサカサしている状態だと、心の免疫力も低下します。それに伴い、悪いもの、本来だったら入れないものやひとを自分の内側に招き入れてしまうのです。

とにもかくにも、体と心の免疫力を高めましょう。

注意すべきことは、第一に乾燥対策です。加湿器をつけたり、マスクをしたり。デスクワークのひとは、机の上にコップ一杯の水を置いておくのもよいでしょう。

アロマオイルを垂らすとより効果的です。ユーカリやティーツリー、シダーウッドといった精油には、細菌やウイルスを撃退する効果があるとされます。また、精神面にもうるおいをもたらしてくれるので一石二鳥です。

そして、「芸術の秋」「読書の秋」ともいいますが、これも心をうるおわせるのにぴったり。積極的に自分の好きな本や映画、演劇などに接したり、美術館やギャラリーめぐりをしたりしたいですね。

自分自身が楽しむこと。これがもっとも心をうるおし、心だけでなく体の免疫力を高めて、悪いものが入り込むのを防ぎます。

【秋分　九月二十三日ごろ】
もっとも太りやすいのは秋である

「陰陽の中分なればなり」

夏至にもっとも長くなった昼が少しずつ短くなり、昼と夜の長さが再び等しくなるのが「秋分」です。

気温も下がってきますし、陰陽も均衡します。

実りの秋には果物もたくさんなり、それを食べて動物は脂肪を蓄え冬ごもりの準備をします。それは人間も同じです。

収穫の秋を迎え冬になると、食物があまりとれない冬ごもりの状態になります。そのサイクルに合わせるように体ができています。

新陳代謝は、季節によって変動します。

もっとも新陳代謝がよいのは暑い夏で、代謝が悪いのは冬というイメージがありますが、それは違います。大分医科大学の島岡章氏らの研究チームの調査によると、実は人間の基礎代謝量がもっとも高くなるのは四月で、十月にもっとも低くなります。その差はなんと約一一%。

単純に計算すると、同じ量を食べても一割以上太りやすいということになります。「天高く馬肥ゆる秋」という言葉がありますが、人間も太るのです。

逆に、やせ体質で悩んでいる方にとっては、秋はチャンスです。他の時期に比べて体重を増やしやすい時期だからです。

ただ、おそらく多数派であろう体重を気にしているひとにとっては、要注意の季節です。食欲の秋、実りの秋そのままに、食欲がわき、たくさんのおいしいものがあって、さらに体まで太りやすくなっている。

ダイエットにとって絶望的に危険な季節が秋なのです。

ここで気をつけてほしいのが、秋の果物に含まれる果糖です。果糖は肝臓の酵素の働きで、脂肪に変わりやすいという特徴があるからです。

米や小麦の主成分はデンプンですが、このデンプンを分解するとブドウ糖になります。農業を始める前の人間というのは、現代のようにデンプンをあまり口にできなかったといわれています。

それに比べて果物は収穫しやすかったので、果糖が体に入ったときにすぐに脂肪に変えて蓄えようとした結果なのかもしれません。その仕組みは冬に備えて秋に太るためにも都合がよかったのでしょう。

ただ、早合点してほしくないのですが、果物がいけないといっているわけではありません。果物にはビタミン、ミネラルやポリフェノールなど健康に有用な成分もたくさん含まれています。そして、薬膳的にも旬の果物を食べたほうが血流をはじめ、体のバランスを整えるためにも有効です。

何より果糖も食物繊維と一緒にとれば、そこまで太りやすくなるわけではありません。食物繊維の働きでゆっくりと吸収されるからです。

ただし、ジュースにするのは気をつけましょう。丸ごと飲む形ならまだいいのですが、ジューサーなどで絞って果汁だけをジュースにすると、食物繊維が取り除かれてしまいます。果物はそのまま食べるほうが太りにくいのです。

そして果糖に関連してもっとも気をつけてほしいのは、清涼飲料水などに含まれる「果糖ブドウ糖液糖」です。これは最悪といっていいでしょう。すぐに吸収されて脂肪へと変わってしまうからです。今では肥満を引き起こす大きな原因の一つが、この果糖ブドウ糖液糖という形での果糖の過剰摂取だとされています。

さらに、腸内環境までも悪化させてしまい、結果的に血流も悪くなってしまいます。

自然に近い形では問題ないものが、人間の手が加わり本来と別の形になり、悪い面が強調されて出てしまったといえます。なるべく避けるようにしましょう。

季節の果物はおいしくいただきつつ、食べすぎには気をつけて、太りやすい秋を上手に乗り切りたいですね。

【寒露　十月八日ごろ】

秋の流れに乗るには呼吸が効く

「陰寒の気に合って、露むすび凝らんとすればなり」

草木に冷たい露がつくころです。

季節も本格的な秋に入り、冬に向けて備える時期になります。

『黄帝内経』には秋の養生がこう書かれています。

「早臥早起　日が暮れたら身を休め　朝は暗いうちから起き出しなさい
與雞倶興　時を告げる鶏と一緒に起き出す
使志安寧　心を落ち着かせて外のことに気を使わないようにしなさい」

秋は早寝早起きをしましょう。

昼が短くなるに従って、体に眠気を感じさせる睡眠ホルモン・メラトニンの量が増えます。体が眠気を感じるということは、睡眠を必要としているということです。

秋には物悲しい印象がありますが、実際に心の状態もそうなります。

気持ちに高揚感を与えて、外へ外へと出ていこうという気持ちにさせるセロトニンの量が減少するからです。昼が短く日照量が少なくなるにつれてセロトニンが減り、落ち着いた気持ちになっていきます。

昔のひとはそんな感情の変化を敏感に感じ取り、外のことに気を使わないようにするという養生法を書き残したのでしょう。

『黄帝内経』の秋の養生には続きがあります。

「収斂神氣　精神が散らばらないようにまとめ引き締めなさい
使秋氣平　秋の気が体を傷つけることのないようにする
無外其志　気持ちを外に向けて活発に動くことなく
使肺氣清　肺の働きを清浄に保ちなさい」

気持ちが穏やかになってくるということは、自分の内面を見つめるのに適した状態になるということです。

漢方で秋は「肺」の季節ですが、これは呼吸ということも意味します。

ヨガでも座禅でも瞑想《めいそう》でも、「調身、調息、調心」という流れを非常に大切にしてきました。

これはまず体を整え、呼吸を整え、そして心を整えていくということです。呼吸は体と心をつなぐものであると考えられてきたのです。

このことは単なる伝承ではなく、現代医学の視点からも証明されています。

不安や恐れには脳の扁桃体《へんとうたい》がかかわっていますが、呼吸によって扁桃体に働きかけ、不安や恐れを減らすことができると多くの研究から明らかになっているのです。

また呼吸は、血流をよくすることに直接的に効果があります。

呼吸を大切にする季節である秋に、古くからの教えにならって呼吸に意識を向けて瞑想する。そして、自分の内面を見つめてみる。

そんなふうに秋を過ごして、より自然の流れに乗っていきましょう。

【霜降　十月二十三日ごろ】
旬をいただくのが最高の薬膳効果を生む

「つゆが陰気に結ばれて、霜となりて降るゆえなり」

朝晩の冷え込みが少しずつ強くなります。

そして北国や山のほうでは露であったものが、冷気によって霜になりはじめるころ。

そこから「霜降」という名前がつきました。

食べ物がおいしくなる秋ですが、「食養生」という言葉のとおり、生きることを養う一番の方法は「食べること」です。人間は食べ物ですべてできていますし、食べないと生きていけません。

漢方で大切な血や気、そして血流はすべて食事でつくられます。そのため、季節を取り入れる一番の方法は食事。

旬の食材は移り変わります。旬の初めに出てくるものは「走り」、真っただ中にとれるものは「盛り」、終わりに出てくるものは「名残」といいます。

走りは、その季節に初めて収穫されたり、出回りはじめたりしたもののことです。新しいもの、初めてのものを尊ぶ習慣から、走りものは縁起がよいとされます。

ぼくは出雲の生まれなのですが「初物は東に向かって食べなさい」と言われて育ちました。収穫は太陽の恵みがあってこそのもの。その太陽に感謝して食べなさいという意味が込められています。

ただ、東に向かって食べるのは西日本を中心とした習慣で、東日本では「初物は西に向かって食べる」と言われる地域もあるそうです。西は仏教で極楽浄土のある方角です。仏さまに感謝しましょうという説があるのだとか。

いずれにせよ、その季節の食材を初めて食べるときに感謝をするというのは、とても日本らしくてよい習慣だと感じます。


たとえば秋の旬というと、その一つにサンマが思い浮かびます。漢字で「秋刀魚」と書くくらいですから、まさに秋の魚。そして、良質なタンパク質、脂質が豊富で、脳の健康に欠かせない不飽和脂肪酸であるＥＰＡ、ＤＨＡもたくさん含まれています。血流にももちろんよく、薬膳的にも積極的に食べたい魚です。

サンマは夏ごろには登場しますが、このころは走り。まだ脂が乗っていないので、刺し身に向きます。

九〜十月のサンマは脂が乗ってきて、塩焼きが美味。サンマのおいしさを堪能するシンプルな料理が適します。盛りのころは漁獲量も多いので値段も手ごろになり、たくさん食べることができます。

そして十一月に入るころになると名残。脂が落ちてくるので、炊き込みごはんやピラフ、つみれや煮つけといった手を加えた料理がおすすめといわれます。

そして、旬のもの同士を合わせていただくと「出会いもの」になります。サンマであれば、すだちとの組み合わせをよく見かけますが、これが秋の旬同士の出会いもの。他には、ちょっと贅沢《ぜいたく》ですが、夏の名残の鱧《はも》と秋の走りの松茸《まつたけ》の出会いもので、鱧と松茸の土瓶蒸しなども有名です。

食材は、その季節の旬に食べるのが一番おいしく、薬膳的な効果も高くなります。そして、走りや名残よりも、盛りのものほど薬膳効果が高い。

同じ旬の盛り同士を出会いもので食べることで、相乗効果でより季節の養生に適しますし、名残と走りを組み合わせれば、季節から季節へと体の状態をバトンタッチするのにちょうどよい効果を発揮します。

ご提案したいのは、外食をするときに「今日のおすすめ」を注文すること。よいお店であればあるほど旬の食材が並びます。そしておいしく上手に季節を取り入れることができます。

そして旬を食べることは、薬膳そのもの。旬の食材にはその季節の不調を予防し、治してくれる力があるからです。

たまにはちょっと贅沢に、日本料理屋さんに足を運んでみませんか？　そのときに一番おいしい組み合わせを提案してくれますし、ユネスコの無形文化遺産に登録されている和食をいただくと、食事はもとより、お皿や器、お花などで日本の文化そのものを体感することができます。

旬を感じながら食べると体にいいのはもちろん、おいしさで心もしあわせに満たされます。さらに旬がわかって勉強にもなる。一石三鳥です。

冬の冷え症は生命力低下のサインである

寒い冬がやってくると、冷え症が気になります。

冷え症のひとは体温が低いと思われがちですが、必ずしもそうではありません。

顔、胸、背中、腰といった体幹部の体温は、冷え症のひとも、そうでないひとも、実はあまり変わりません。一方で、手足の先が冷たくて困るというひとが多いのです。

西洋医学的には冷え症という概念はなく、漠然ととらえられています。ただ、血流が深くかかわっていることは間違いありません。

全身に体温を届けている血流ですが、寒い時期に今までと同じように全身をめぐっていたら、冷たい外気に体温を奪われてしまいます。それを防ぐため、肌の表面や手足の先の血管を収縮させて、末端を流れる血流を減らし、体幹部の体温を保ちます。その結果として冷えが起きると考えられています。

漢方的には、冷え症は生命力の弱りのサインともとらえられます。

漢方での生命力とは、若さや生殖の力でもあります。冷え症があると婦人科系や妊娠にかかわる力も弱ってしまうのです。

実際に、妊娠時の冷えが早産に影響することがわかっています。聖路加看護大学大学院の中村幸代氏らによる首都圏の産科と小児科をもつ六か所の病院で二千八百十人の女性を対象にした研究で、冷え症があると早産になる確率が三倍以上にもなることが判明しているのです。

ただ、冷え症がある自分を責める必要はありません。

冷えは体温を逃さないように、あなたの生命力を傷つけないように、熱を体の末端から中心に集める体の防御システムが働いているサインでもあるからです。

冷えを感じたら「わたしの体が、ちゃんと自分自身を守ってるんだね」と認めてあげてください。そして、少しでも体の負担を軽くするように応援してあげましょう。

『黄帝内経』には冬の過ごし方がこんなふうに書かれています。

「去寒就温　寒さを避けて暖かくしなさい
無泄皮膚　汗をたくさんかかないように気をつけて
使氣亟奪　陽気を奪われないようにしなさい」

具体的には、とにかく温めること。温めることで、生命力の貯金にもつながります。

まず、太い血管が外気にふれる「首」をすべて温めましょう。つまり首、手首、足首を露出させないことです。マフラー、レッグウオーマーなどを活用して温めることで、体温の低下を防ぎ、温かい血液を手足の先まで届けることができます。

また、腰の冷えは、生命力の中心である「腎」の力を損ないます。カイロも活用して冷やさないようにしましょう。女性の場合は子宮・卵巣系の冷え予防にも効果的なので、第三章でご紹介した「カイロサンドイッチ」はとくにおすすめです。

生理中は血が失われることでよけいに冷えます。高分子吸収材を使わないナプキンや布ナプキンなども活用しましょう。

血流そのものを増やすことが冷えの根本治療には大切ですが、同時に冬は対症療法である温活も大切にしてください。

冬は冷え予防を徹底することで、生命力を高めることができる重要な季節です。上手に過ごしましょう。

暦のうえでは冬は「立冬」から始まり、「小雪《しょうせつ》」「大雪《たいせつ》」「冬至」「小寒《しょうかん》」「大寒《だいかん》」と続きます。

【立冬　十一月七日ごろ】

寒さと乾燥のダブルパンチを避ける

「冬の気立ち初めて、いよいよ冷ゆればなり」

秋の気配が深まると同時に、少しずつ冬の足音が聞こえてきます。

冬が始まるといっても、多くの地域では木々がようやく秋を装いだしたというところでしょう。立春、立夏、立秋、立冬の「四立」は季節のスタート地点であり、本格的にその季節を迎えるのは、夏至、冬至、春分、秋分の「二至二分」です。

ちょうどこのころに吹くのが、「木枯らし」です。大陸から吹いてくる季節風が日本海を渡るときに水分を含み、日本列島の中央部の山にぶつかって雨を降らせます。そのため山を越えたあと太平洋側に吹く風は乾燥し、木枯らしとなるのです。

日本は地域によって気候がまったく変わってきますが、冬は日本海側と太平洋側で乾燥の度合いもまったく異なります。

ぼくは出雲で育ったので、冬に乾燥するイメージはあまりありませんでした。ところが東京で冬を過ごしたときに、びっくり！　出雲にいるときには経験したことがなかったのですが、乾燥で顔の皮膚が痛くなるほどでした。

化粧品会社の株式会社ポーラが発表している「ニッポン美肌県グランプリ二〇一八」で出雲のある島根県は一位になったのですが、これには日照量の少なさと冬の湿度の高さが大きく関係していると考えられます。二位以下も秋田、石川、富山と日本海側の県ばかりが続きます。それだけ冬の湿度はお肌の健康状態に影響するのです。

そもそも、「老化とは乾燥である」という言葉もあります。個人差もありますが、体内水分量は新生児で体重の八〇％、成人女性が五五％、高齢者になると約五〇％にまで落ち込みます。実際の水分量の違いが若さの違いにつながります。

外気が乾燥すれば、直接その乾燥にふれる肌の水分量は奪われ、老化したのと同じ状態になってしまいます。

冬の前半は外気が乾燥する秋と寒さが厳しくなる冬の両方の影響が重なるため、とくに肌への影響に注意したい季節です。

【小雪　十一月二十二日ごろ】

健康のために「早寝早起き」は間違い!?

「冷ゆるが故に雨も雪となりてくだるが故なり」

地域によっては雪が降りはじめます。

とはいえ、雪も寒さもそれほどではないところから「小雪」と名づけられたといわれます。だんだんと陰の力が増して、陽が弱まっていきます。

「早寝早起きは、間違い」と言うと、「え？　そうなの？」と思われるかもしれません。漢方では、季節によって早寝早起きだったり、遅寝早起きだったり、早寝遅起きだったりと適切な眠り方が異なります。

昔は電灯もありませんし、ろうそくの火を灯すのも高価でした。そのため、日の出、日没が人々の生活を律していました。当然ながら、昼の長い夏と、昼の短い冬では就寝、起床の時間が異なるのが自然だったのです。時計という人間が定めたものではなく、太陽の高さや明るさこそが時計の役割を果たしていました。

『黄帝内経』に書かれた春夏秋冬の起床、就寝についてまとめるとこうなります。

「春　夜臥早起　暗くなったら身を休め　朝は暗いうちから起き出しなさい
夏　夜臥早起　暗くなったら身を休め　朝は暗いうちから起き出しなさい
秋　早臥早起　日が暮れたら身を休め　朝は暗いうちから起き出しなさい
冬　早臥晩起　日が暮れたら身を休め　朝はゆっくり日が昇ったら起きなさい」

それぞれの季節で、眠る時間、起きる時間の表現が異なるのです。

そして、もう一つ気をつける点があります。同じ言葉が使われていても、意味する時間が異なるのです。たとえば春夏はどちらも「夜臥早起」と書かれていますが、日の出は春のほうが遅く、夏は早いですし、日没は春のほうが早く、夏のほうが遅くなります。

二〇一九年の東京で、立春と夏至を比べてみましょう。

・立春（二月四日）日の出　六時三十九分　日没　十七時十一分
・夏至（六月二十二日）日の出　四時二十六分　日没　十九時
同じ「夜臥早起」でも、春の初めと夏の盛りでは朝夜それぞれ二時間近くも異なってくるのです。同じように秋分と冬至も比べてみましょう。
・秋分（九月二十三日）日の出　五時二十九分　日没　十七時三十八分
・冬至（十二月二十一日）日の出　六時四十六分　日没　十六時三十一分
秋の「早臥早起」、冬の「早臥晩起」も単純に時計の時刻と、実際の日の出と日没を考えたものでは、まったく意味合いが違います。

現代生活では時計に合わせて生活をするため、四季それぞれの太陽の変化は考慮しません。社会生活を営むうえではしかたがないことですが、自然のリズムと合わなくなるため、睡眠のリズムが崩れてしまうのです。

ひとの体も心も太陽の動きに強く影響を受けます。

陽が強い夏は活発度が高くても、陰が強くなる冬は活発度が下がります。

健康のためには早寝早起きがよいと一般的にはいわれていますが、漢方の視点から見れば、必ずしもすべての季節に当てはまるわけではありません。


冬は、早く寝て、遅く起きるのが漢方的に正しい睡眠習慣です。たっぷり眠りましょう。

【大雪　十二月六日ごろ】
天然塩で生命力をチャージする

「雪いよいよ降り重ねる折からなればなり」


冬の寒さが日に日に増していきます。

寒い地域では山の峰が雪に覆われるようになり、雪がだんだんと増えてくることから「大雪」の名前がつきました。

冬は臓器の中でも「腎」の機能が活発になる季節です。繰り返しますが、漢方で腎というのは、生命力、若さ、生殖などを担当しています。

つまり、生命力、若さ、そして生殖のバランスを整え高めるのには、冬がもっとも適しているということです。冬こそ生命力の充電期間なのです。

生命力を高めるキーワードの一つが、「鹹味《かんみ》」。聞き慣れない言葉ですが、塩辛いという意味で、塩分をとることの大切さを表しています。

実際に寒い地方では、塩辛い味つけを好みます。厚生労働省の「国民健康・栄養調査」(平成二十八年)でも、寒い地域ほど食塩摂取量が多い傾向があることがわかっています。

高血圧、脳梗塞などの原因として悪者にされがちな塩分ですが、もともと寒い地域に住むひとの塩分摂取量が多いのには理由があります。塩分をとることで体温や血圧を維持することにつながるからです。寒さをしのぐためという意義が大きいのです。

現在、もっとも多く出回っているのは精製塩と呼ばれる塩です。イオン交換膜という方法で大量生産ができ、品質も安定するために普及しました。しかし、こうしてつくられた塩は全体の九九％以上が塩化ナトリウムでできています。

海水の主成分はたしかに塩化ナトリウムですが、それ以外にもカリウム、マグネシウム、ヨード、カルシウムといったさまざまなミネラルが多く含まれます。これらのミネラルは、新陳代謝に欠かせなかったり、ホルモンの原料になったりします。

腎の力を補う鹹味とは、こういった微量ミネラルをとることをも意味しています。ぜひ、使っているキッチンの塩を確認してみてください。塩化ナトリウム以外の微量ミネラルが入っている自然塩を使うことをおすすめします。

意外に思われるかもしれませんが、少し気をつけてほしいのは、岩塩です。岩塩はたしかに自然につくられる塩ですが、そのプロセスでほとんどが塩化ナトリウムになっているため、微量ミネラルが少ないのです。せっかく選ぶのであれば、海水からつくられた塩を選ぶほうが、さまざまな微量ミネラルをとることができます。

ただし、塩についても適量がありますので、とりすぎには注意しましょう。

「お塩にはお清めの効果があって、体内の邪気よけにもなるわ。塩分不足だと体の脱水につながって、細胞が乾燥してしまうでしょう。そうなると体を守る力が弱って、バイ菌などが入りやすくなるから，適度な塩分は必要なのよ」

友人の産婦人科医がこう教えてくれて、なるほどと思いました。


また、塩分を体にチャージできるのは、食からだけではありません。

この時期におすすめなのは、塩のお風呂。

お風呂にはぜひ、バスソルトなどの塩を使った入浴剤を活用してみましょう。入浴という方法で体にミネラルを浴びることで、温まり方が断然違ってきます。

冬に生命力を高めるために、おすすめの入浴法です。

実はぼくの漢方薬局では、冬の間に妊娠する方が極端に増えるのです。他の季節と違うのは、塩を入れて入浴することをおすすめすると、それを実践される方が多いこと。冬は腎、つまり生殖の力を高める季節なので、とくに効果的なのではないかと経験的に感じています。

【冬至　十二月二十一日ごろ】

出雲の「冬至すき焼き」でご縁としあわせを呼び込む

「日南の限りを行きて、日の短きの至りなればなり」

一年でもっとも昼が短く、夜が長い日。それが「冬至」です。

「一陽来復《いちようらいふく》」といって、冬至の日に極限まで弱まった陽の力が、この日を境に復活し、力を増していく日であると考えられてきました。この言葉には、悪いことが続いていたとしても、幸運に向かう再スタートという意味もあります。

よいほうに切り替わる。今までよかったひとは、さらによくなる。

そんな転換点が冬至なのです。

『黄帝内経』には冬の時期の心のあり方が、こんなふうに書かれています。

「使志若伏若匿　大人しくして自分の志を内に秘めなさい
若有私意　　　自分の欲しいものがすでに手に入ったかのように
若已有得　　　積極的な行動をしない」

今動くのではなく、これからの目標を内に秘め、先々の想像を広げてみましょう。冬は生命力、エネルギーを蓄える時期です。体だけではなく、心も同様です。じっと大人しくしている時期ではありますが、内に秘めた力を育てる時期でもあります。陰陽の流れを見ても同じです。転換点であり、ここから次のスタートへ向かって、よいことへと切り替わるとき。

自然界すべてが、陰の極みに達したところから陽転する。

明るいほうへ、明るいほうへと向かっていく。その流れに乗るのです。

「自分の欲しいものがすでに手に入ったかのように」考えてみる。

いつもなら、どうせダメだとあきらめて、悪いことばかり考えてしまうかもしれない。でも、考えるだけなら自由です。

「新年にするといいよ」と言われて実践していることがあります。自分のしたいこと、やりたいことを百個書き出すというものです。年末年始はちょうど冬至の期間に当たります。

あなたも自分の希望、願望、やりたいこと、叶えたい夢を百個書いてみませんか？

なんとなく漠然と思うのと、書き出すのとでは違います。

実際に書いて、ときどき見返してみると、思った以上に実現しているものです。

冬至は一陽来復。これを境に、いいことが起こるように切り替わる自然の転換点。

あなたの夢や希望、目標もすべて明るい方向へと切り替えてみませんか？


冬至にはかぼちゃを食べる習慣がありますよね。でもなぜか、ぼくの生まれ育った出雲大社のおひざ元、出雲市大社町では、すき焼きを食べる習慣があるのです。

子どものころは、単にすき焼きの日として喜んでいたのですが、こうして漢方・薬膳を学んでから振り返ってみると、なんと意義多き習慣だろうとうならされます。

牛肉は体に陽のエネルギーを運び込む食材。

お肉を食べると、気持ちも明るくなります。実際に、適度に動物性脂肪を含んだお肉を食べると、脳内で「至福物質」と呼ばれるアナンダミドがつくられ、幸福感を抱くのです。アナンダミドには、リラックス効果や不安感を和らげる効果、記憶力増進効果などがあり、身心によい効果をたくさんもたらしてくれます。

出雲のある山陰地方は冬になると、曇りや雨、雪の日が多く、極端に日照量が減ります。そうすると、どうしても気持ちが沈みやすくなってしまうのですが、そんななか、すき焼きは体を温め、心に明るさをチャージするのにぴったりの料理です。

さらに、お肉は血流をつくる鉄分とタンパク質も豊富です。

こんな習慣を出雲だけに隠しておくのはもったいない！

冬至にはすき焼きを食べて体を温かくし、心にしあわせを与えて、明るい未来の想像をたくさんしてみませんか？

外は寒くても自分の家族や大切なひとと一緒にすき焼き鍋を囲んで、互いの夢をたくさん語ってみる。一年を振り返って、新年にしたいことを話してみる。すでに手に入ったかのように、実現したかのようにイメージをふくらませてみる。

出雲大社のご加護もいただけそうなすてきな習慣をぜひ、実践してみてください。

【小寒　一月五日ごろ】
血流のためには湯たんぽが一番いい

「冬至より一陽起るが故に陰気に逆う故、益々冷ゆる也」

暦のうえで、もっとも寒くなる時期に近づきます。陰の極みである冬至に陽が生まれるため、その反動で寒さが厳しくなるといわれています。

「小寒」の日は「寒の入り」。この日から二月三日の節分までを「寒」といい、寒中見舞いを出す時期に当たります。

小寒と次に続く「大寒」は、徹底的な冷え対策が必要です。

冬は「腎」の季節ですが、人間の生命力を意味する腎は、腰が冷えると弱くなってしまいます。「腰」という漢字に「要」の文字が入るように、腰は人体の要であり、冷えると生命力にダメージを与えます。とくに女性にとっては、子宮・卵巣の冷えに直結し、血流も悪くなってしまうので、くれぐれも冷やさないよう気をつけてください。

冷えというと、単に温度が下がって冷たいという印象を受けますが、そうではありません。漢方では「寒邪《かんじゃ》」といって、体の中に入り込んで病気をつくり出す邪気なのです。体の温める力そのものにダメージを与え、血流を滞らせ、体のあちこちの痛みを引き起こし、胃腸を傷つけます。

腰を守り、寒邪の侵入を防ぐために、冷えるひとに腹巻きは必需品。ふだんから使っておなかと腰の両方を温めてください。

一方で、睡眠中に体を温める際は注意が必要です。

人間の体温は、寝ているときに下がります。

単に、体を動かしていないから体温が下がるというだけではありません。脳の視交《しこう》叉上核《さじょうかく》にある中枢の体内時計と、前視床下部にある熱産生・放熱機構によって意図的に体温が下げられています。

このことが眠りの質につながっているのですが、電気毛布などで外から温めっぱなしだと、うまく体温を下げられなくなります。その結果、夜中に目が覚めたり、深い眠りが得られなかったりして、熟睡できなくなってしまうのです。

血は寝ている間につくられるため、眠りの質が悪くなれば、血流もうまくつくれなくなります。せっかく冷え予防に温めているのに、睡眠の質を悪化させ、血流不足も招いてしまうとは悲しすぎます。

この悲劇を防止するためのおすすめは、湯たんぽです。冬の眠りを妨げず、血流にとっても一番いいものといえるでしょう。

熱いお湯を容器に入れて使う湯たんぽは、最初は熱いくらいですが、寝るときにはちょうど心地よくなります。しかも自然とお湯が冷めていくので、熟睡も妨げません。朝もぬるめのお湯くらいの温かさをキープしています。また、おなかに抱えると、おなか全体をじんわりと温めてくれて、とても効果的です。

寒い夜の温活には電気毛布ではなく、ぜひ湯たんぽを活用してみましょう。

寝るとき以外でも、お茶や読書の時間に使うのもおすすめです。

寒の時期は、腹巻きや湯たんぽといった自然の温かさを利用して、上手に乗り越えていきましょう。

【大寒　一月二十日ごろ】

生命力を高めるために、冬こそ血流を増やしなさい

「冷ゆることの至りて甚だしきときなればなり」

一年でもっとも寒い季節ということから「大寒」の名前がつきました。ただ、もっとも寒くなるということは、冬も終わりに近づいているということ。大寒の次は春の訪れを告げる立春。一年二十四の季節を見てきましたが、いよいよ最後、新しい始まりの春へとめぐっていきます。

一つ前の小寒の時期、一月七日に七草粥《がゆ》を食べる習慣があります。ごぎょう、はこべら、ほとけのざ、すずな、すずしろ、せり、なずな……。これらの野草を入れたお粥は胃腸を休める薬膳料理ですが、小寒、大寒の時期は、とくに胃腸のケアを心がけるときでもあります。

寒くなるとおなかの冷えや、冷えから来る便秘や下痢に悩むひとも出てきます。胃腸の健康は、空腹時に胃腸が収縮して動き、自らを掃除することで支えられていますが、ぼくたちが寒いと運動したくないのと同じで、冷えると胃腸も動かなくなります。それが消化不良を招き、ますます機能が低下してしまうのです。

繰り返しますが、血流の基盤は胃腸です。

血流のためにも、寒い時期のおなかの不調には、まず温めること。

冬の便秘や下痢、おなかの重い感じは、温めるだけでよくなることも多いのです。

大寒は立春を迎える前の時期で、胃腸の状態を整えるべき土用に当たります。年に四回ある土用ですが、とくに冬の土用は大切にしてください。

漢方の根幹をなす理論「陰陽五行説」では、一年の暦が立春で変わります。干支《えと》も、正式には元日ではなく、二月四日ごろの立春で切り替わります。そのため、東洋の占いである四柱推命などでは、運勢の大きな節目を立春に置いています。

占いというと迷信っぽく聞こえるかもしれませんが、先人たちが天候や地理的な条件、たくさんのひとの運命の流れを見た中で築き上げてきたデータの積み重ねでもあります。

今回ご紹介してきた一日の時間や、一か月の流れ、一年の生活の工夫も同じです。

そこには意味があります。

昔から伝えられてきたことが最新の科学で証明されることが多いのを見ると、世の中の不思議や迷信とされるようなものでも、単にまだ詳細がわかっていないだけじゃないのかと思うことが少なくありません。

だって、先人たちが自然や運勢のめぐりを見ながら積み重ねてきた知恵なのですから。


新しい運勢が始まるとされる準備の時期に、しっかりと体を整えて、気持ちのよいスタートを切りませんか？

土用という言葉に「土」が使われているのも、それが胃腸を示すのも、意味があります。食べ物が生み出されるのは大地からです。ぼくらの命を支え、生み出している大切な場所だからこそ、「土」という文字を使います。

気血が生まれる源が胃腸、血流が生まれる場所です。

新しい運気の流れに備えて、ぜひ胃腸を整えましょう。

やり方はかんたんです。

空腹を意識して、おいしくごはんを食べる。そしてたっぷりと眠るだけです。


冬は腎の時期であり、生命力を蓄積する充電期間であることはご紹介しました。腎は生まれもった力であるとされます。そして、生まれもった先天的な力ではあるけれども、生まれたあとに補うこともできる。その腎を蓄えるのは冬の期間です。


「精血同源」という言葉があります。腎の生命力である「精」は、「血」と同じだからこそ、血流を増やすことで生命力を養い、蓄えることができます。

寒い冬こそ、原点に立ち返って血流を増やしてほしい理由はここにあるのです。


春になって桜やチューリップ、すみれが咲き誇ることができるのも、冬の間にしっかりと生命力を蓄えたからにほかなりません。

冬の力の蓄えがあってこそ、春に花が咲き誇る。

ひとの体もまったく同じなのです。

冬の間、生命力を蓄えるからこそ、春に花開くことができます。

物事の表に現れる一点だけを見ても、わかりません。その背景には、必ずそれを実現させるためのエネルギーが蓄積されています。


体は単なる物体ではありません。

心と一つの存在であり、あなたという人生を生かすものすべてです。

全身であなたという人生を生きます。

その体を自分自身を支える味方にして、よりよい状態を保つために、ぜひ血流をしっかりと増やしていきましょう。

血流が整うから「しあわせの流れ」に乗れる

ここまで、陰陽を手がかりに、四季の変化に合わせた暮らし方を見てきました。

これは漢方の考え方の基本である「整体観」そのものです。

ひとの体は、体内だけではなく、季節や気候、昼夜や気温などの自然界の変化がお互いに関連しあって統一体をなしているというものの見方です。

人体の内側と人体の外側。この二つを偏りなく調和させていくことが、体と心をすこやかに保っていくことだと考えています。

一日二十四時間も、一か月の月経周期も、一年の四季のめぐりも、その変化にはリズムがあり、そのリズムに乗っていくから、血流も整い、体と心も整い、結果的に「しあわせの流れ」に乗っていける。

しあわせの流れというのは、自分自身で生み出すものです。

健康もそう。
病気もそう。
願いもそう。
思いもそう。
生き方も、人生もそうです。

ひとは日々、たくさんの選択をしています。どの会社に就職するかだったり、誰と結婚するかだったりは大きな選択ですが、もっと小さな選択もしていますよね。お昼ごはんに何を食べるかだったり、駅に行くのにどの道を通るかだったり……。家を出るとき、右足から出るか、左足から出るかとか、そんな無意識の選択も含めると、膨大な数の選択をしています。

進学、就職、結婚といった大きな選択で人生が変わるのは容易に想像できます。でも、小さな選択だと、どうでしょう。人生に影響を与えないのでしょうか？日々の小さな無意識の選択。偶然誰かと道でばったり出会ったり、空を見上げたらきれいな虹が目に入ったり。そんな小さな幸運も、そのときにそこにいるかいないか、あるいは、そのルートを選んだか選ばないかでも違う。

だとしたら、大きな選択と同じように、小さな選択の積み重ね、それも無意識でしているような小さな選択も、人生に大きな影響を与えていることになります。

小さな選択は無意識が勝手にしているものですが、無意識だって空中に浮かんでいるわけではありません。人間という体の一部です。

だったら当然、体の状態がよければ心の状態もいいように、体の状態がよければ無意識の状態もいい。

自然とよい選択が積み重ねられます。

人生も同じです。

よい選択を無意識にたくさんしていけば、その先にはいい未来が広がる。

悪い選択を無意識にたくさんしてしまえば、暗い未来にたどり着いてしまう。

それが、幸運、不運でもあると思うのです。

血流を増やして、体を整える。

だから、心の状態がよくなって、夢や目標が叶う。

病気が治ったり、不調が改善したり、妊娠したり……。

たくさんの方の変化を見ていると、それは意識的なものも、無意識的なものも含めて、よい選択の積み重ねの結果だと感じます。

自分のコンディションがよくなって、自然といい方向へ、いい方向へと進んでいくと、いいことがたくさん起きる。

いいことが日々たくさん起きれば、心の状態はもっとよくなって、しあわせなことが増えていく。

そうすると、もっとしあわせなことが起きるようになる。

体を整えるって、そういうことです。

ぜひ、血流を中心に体の状態を整えて、心の状態もよくして、自然と明るい未来に進んでいきましょう。

おわりに

『血流がすべて解決する』『血流がすべて整う食べ方』、そして今回の『血流がすべて整う暮らし方』（すべてサンマーク出版）と、三冊の本を書かせていただきました。これでぼくの「血流がすべて」シリーズは完結です。

最初に本を出したときは、まさか二十万部を超えるベストセラーになるなんて想像もしていなくて、正直びっくりしました。でもおかげでこうして、三冊目の本をみなさんにお届けできて本当にうれしいです。ありがとうございます。

ぼくは漢方相談をして実際に患者さんと向き合いながら経験を積ませてもらいました。なので、本を書くときはいつも「このひとに知ってほしいなぁ」とか、「ああ、あのひとがこんなことをお話しされていたなぁ」と、その方々の顔が浮かびます。

実際に漢方薬を処方するのですが、不思議なことに、それだけではまったくダメ。いくら正しい漢方薬を使っても、やっぱりそのひと自身が自分は治る、あるいは治る可能性があると信じることができないと、よくなりません。

妊娠などはとくにそうで、心の状態が体の状態に大きく影響します。だから、どうやったらよい心の状態になってもらえるかというのが、ぼくの中でのとても大きな課題でした。

そこで気づいたのが、日々の生活です。

本文で何度も書いていますが、結局みんな無理をしています。

一日の生活がしんどいことの連続になっている。毎日つらかったら、一か月もつらいし、一年だってつらくなります。一日一日の積み重ねですから。

そこでカウンセリングの中で、一日の生活を見つめて、どこが問題かを明確にするということに取り組むようになりました。

基本的に一か月に一度のペースでお話をするのですが、そうすると、だいたい今回の本に書いたようなことをお伝えすることになるわけです。

だから、本を読みながら、ぼくのカウンセリングでお話を聞いてもらっているような雰囲気が出るといいなと思ったりもしています。

その生活を見るときに大事にしているのが「食う、寝る、遊ぶ」です。

食べること、寝ること、体を動かして遊ぶこと。

これらを見直すと、暮らし方は整うからです。


「くうねるあそぶ。」という言葉が昔からとても好きでした。

これは一九八八年、日産セフィーロの宣伝で使われた糸井重里さんの有名なキャッチコピーです。バブルという時代性と相まって、当時十代だったぼくの心になんだかものすごく印象に残りました。経済成長や成功をひたすら追い求め、がんばってきた社会に対して、人生を楽しむという選択肢を堂々と提示したように感じます。


どうして病気になるのか。

どうして妊娠しないのか。

日々のカウンセリングでこう考えているうちに、昔からひとは病気や不妊に悩んでいたのかな、もともとはどうだったのかなと、「根っこ」の部分に興味をもつようになりました。そこから人間の進化や性の仕組みについての本を読んだり、文献を検索したりするようになりました。

そこで、意外なことに気づきます。

学校では農耕が始まってから文明が進歩した、狩猟採集で暮らしていたころの人間は貧困と飢餓に苦しめられていたと習ったのに、そうではないというのです。

農耕が始まる前のほうが、人類ははるかに豊かだった。

約一万年前に農耕が始まるまでは、「食う、寝る、遊ぶ」の生活が人間にとっては普通のことだった。

そうなんです。

人間、仕事をしていなかったのです。

野生生物が植物を食べたり、狩りをしたりするのは、労働とはいえません。身近にいるイヌやネコといったペットを見ているとわかりますが、ごはんを食べて、寝て、それ以外の時間はじゃれたり、走ったりして遊んでいますよね。

狩猟採集生活をしていた人類の感覚もそれに近かったといえます。

あたりまえだと思っていた「働くこと」は、人間の生活には存在しないものだったのです。

農耕をするには森や荒野を切り拓き、畑を耕し、種をまき、雑草を抜いて収穫をしないといけません。それが「働く」ということです。

農耕が始まる前の人間は、そのへんにある木の実や葉っぱ、動物をとって暮らしていて、「働く」という概念はほとんどありませんでした。

もともと人間は働いてなんかいなかったのです。

人類は農耕をするようになってから苦労するようになったという説が人類学者の間では有力になりつつあります。『性の進化論　女性のオルガスムは、なぜ霊長類にだけ発達したか？』（クリストファー・ライアン　カシルダ・ジェタ著　山本規雄訳　作品社）によると、有名な進化生物学者ジャレド・ダイアモンドは、農耕への移行を「人類史上最悪の間違い」とまでいっています。

もしかすると、一生懸命に働かないといけないと思っているのは間違いで、本来の人間の生きる姿としては無理があるのかもしれない。

だからこそ、仕事で無理をして自律神経失調症やうつになったり、体を壊したりということが起こっているのかもしれない。

そんなふうに考えるようになりました。

不思議なことに、二千年以上前に書かれた漢方の医学書『黄帝内経《こうていだいけい》』でも、「昔のひとは長生きでいつまでも若々しかったのに、今のひとは寿命も短く早く衰えてしまうのはなぜか」という問いに対して、「自然に従った生活をして、自分を消耗させるような労働をしなかったからだ」という旨の回答が記されています。

昔は、そういう生活がいいというたとえ話だとしか思っていなかったのですが、人類の進化の歴史をあらためて知ると、なんだか農耕が始まる前の豊かだった暮らしを暗示しているようだと感じるようになりました。

実際に現在の世界でも、アフリカに残る狩猟採集民族・サン族の生活を見てみるとよくわかります。彼らは五十人くらいの集団で移動しながら生活をしています。女性は食べ物を集めるための活動を一日に数時間しかしませんし、男性も狩りに行きますが、それも一週間に六時間程度なのです。

食べ物はそのへんに「ある」ので、食べることには基本的に困りません。女性が食料採集、男性が狩猟というのも別に上下があるわけではなくて、基本的に平等です。

そして空いた時間は、余暇。暮らしのほとんどが余暇なのです！

ひたすら「食う、寝る、遊ぶ」です。

おそらく食べ物を集めに行くのも、仕事というよりは楽しみの部分が多いのではないでしょうか。ぼくたちが友だちを誘ってごはんを食べに行くときと一緒で、「ごはん行こうよ～！」的なノリなのかもしれません。

人類が誕生して四百万年のほとんどの時間を「食う、寝る、遊ぶ」で生きてきたのに、農耕がスタートして初めて「労働」をするようになりました。

四百万年を一年だとすると、元日からずっと「食う、寝る、遊ぶ」だったのに、大《おお》晦日《みそか》あたりになって、いきなり過酷な労働をさせられているようなものです。

できるわけがありません。

人間にはそもそも長時間の労働が向いていないのです。

週に数時間しか働いていなかったのが、四十時間以上も仕事をする。どう考えても無理な話です。さらにそこに現代特有の精神的な疲労、ストレスが加わる。

ここにこそ、ぼくたちが体と心の健康を壊してしまう理由があります。

かといって、現代社会に生きる以上、仕事はしないといけない。

だったら、いかに本来の自然な状態「食う、寝る、遊ぶ」に近づけるか、無理をなくしていくかが、鍵《かぎ》を握っていると思うのです。


進化の歴史、狩猟採集生活をしている人類の歴史をたどると、どこでずれてしまったのか知ることができます。

だから、根っこから考えてみたいと思うのです。

自分自身の生活も同じです。

どこかでずれてしまったから、不調が出てしまっている。

だから、基本に立ち返ってみる。

ぼくら人間は無理するようにはつくられていないなぁって思います。

無理をするから、バランスが崩れて病気や不調が出てしまう。

だったら、無理をやめてみる。

おいしく食べて、ぐっすり眠って、体を動かして楽しく無理なく生きていく。

それって、すごくしあわせなことじゃないですか。

しあわせに生きたいと思うことは、人間の本能です。

この基本的な欲求をまず満たしましょう。


そして、せっかく日本に生まれたのだから、太陽に感謝して、月の満ち欠けを眺めて、四季を感じて、自然のリズムに乗って生活する。

四季折々の変化って、やっぱりすてきです。

そして、その豊かさを感じながら暮らせるって、楽しいことです。

基本を満たすということは、土台が豊かになるということ。土台がしっかりすれば、その上にあるたくさんの願いや夢や目標もずっと叶《かな》いやすくなります。

ぼくはそうやって生きていきたいし、人生を歩いていく中で、誰かのしあわせのお手伝いが自然とできたら、もっとうれしいなぁと思っています。

三百二十ページもの長い本を最後までお読みいただきありがとうございました。
出雲大社のおひざ元で生まれたので、常々思うのですが、ご縁ってありますよね。
こうして本を手に取っていただいたのも、大切なご縁です。
ご縁があったと思って、この本に書かれた内容をぜひ実践してみてください。

そして、「食う、寝る、遊ぶ」を見直すことで、血流を整えてみてください。
おなかをすかせておいしくご飯を食べること。
ぐっすり眠って気持ちよく起きること。
体を動かして楽しく生きること。
これが血流を増やして体と心を整えるための大原則です。
あなたの体や心が整い、夢や目標が叶うこと。
そしてしあわせの流れに乗っていくことを心から願って、結びとしたいと思います。

著者

主要参考文献（順不同）

『うつ・パニックは「鉄」不足が原因だった』藤川徳美著　光文社
『睡眠こそ最強の解決策である』マシュー・ウォーカー著　桜田直美訳　SBクリエイティブ
『月経のはなし　歴史・行動・メカニズム』武谷雄二著　中央公論新社
『愛はなぜ終わるのか　結婚・不倫・離婚の自然史』ヘレン・E・フィッシャー著　吉田利子訳　草思社
『人はなぜSEXをするのか？　進化のための遺伝子の最新研究』シャロン・モレアム著　実川元子訳　アスペクト
『性と愛の脳科学　新たな愛の物語』ラリー・ヤング　ブライアン・アレグザンダー著　坪子理美訳　中央公論新社
『性の進化論　女性のオルガスムは、なぜ霊長類にだけ発達したか？』クリストファー・ライアン　カシルダ・ジェタ著　山本規雄訳　作品社
『人間の性はなぜ奇妙に進化したのか』ジャレド・ダイアモンド著　長谷川寿一訳　草思社
『昨日までの世界　文明の源流と人類の未来』ジャレド・ダイアモンド著　倉骨彰訳　日本経済新聞出版社
『農業は人類の原罪である　シリーズ「進化論の現在」』コリン・タッジ著　竹内久美子訳　新潮社
『オルガスムの科学　性的快楽と身体・脳の神秘と謎』バリー・R・コミサリュック　カルロス・バイヤー＝フローレス　ビバリー・ウィップル著　福井昌子訳　作品社
『つながり　社会的ネットワークの驚くべき力』ニコラス・A・クリスタキス　ジェイムズ・H・ファウラー著　鬼澤忍訳　講談社

『無意識の脳　自己意識の脳　身体と情動と感情の神秘』アントニオ・R・ダマシオ著　田中三彦訳　講談社
『「病は気から」を科学する』ジョー・マーチャント著　服部由美訳　講談社
『愛は化学物質だった!?　脳の回路にオキシトシンを放出すればすべてはハッピー』スーザン・クチンスカス著　為清勝彦訳　白澤卓二監修　ヒカルランド
『オキシトシン　私たちのからだがつくる安らぎの物質』シャスティン・ウヴネース・モベリ著　瀬尾智子　谷垣暁美訳　晶文社
『暮らしのならわし十二か月』白井明大文　有賀一広絵　長田なお伝統文化監修　飛鳥新社
『現代こよみ読み解き事典』岡田芳朗　阿久根末忠編著　柏書房
『黄帝内経素問訳注　東洋医学の原典』家本誠一著　医道の日本社
『黄帝内経運気　古代中国の気象医学とバイオリズム』李建章編　身心の古典翻訳同人訳　ベースボールマガジン社
『症例から学ぶ中医婦人科　名医・朱小南の経験』朱小南著　柴崎瑛子訳　東洋学術出版社
『中医心理学　中国漢方心身医学』王米渠　王克勤　朱文鋒　張六通主編　磯島正　高口眞一郎監修　小野正弘　松永樹浩翻訳　たにぐち書店
『中医薬大学全国共通教材　全訳　中医婦人科学』田久和義隆翻訳　羅元愷主編　曽敬光副主編　夏桂成　徐志華　毛美蓉編委　張玉珍協編　たにぐち書店
『血流がすべて解決する』堀江昭佳著　サンマーク出版
『血流がすべて整う食べ方』堀江昭佳著　サンマーク出版

堀江昭佳（ほりえ・あきよし）

漢方薬剤師／不妊カウンセラー／有限会社堀江薬局代表／一般社団法人日本漢方薬膳協会　代表理事
1974年生まれ、出雲市出身。出雲大社参道で90年以上続く老舗漢方薬局の4代目。

薬学部を卒業後、薬剤師となったのち対症療法中心の西洋医学とは違う、東洋医学・漢方の根本療法に魅力を感じ、方向転換する。本場中国の漢方医から学ぶ中、不妊に悩む友人の相談を受けたところ、漢方で妊娠したことに感動し、婦人科系の分野、なかでも不妊症を専門とするようになる。

体の不調の解消だけではなく、本人の抱えている常識や執着といった束縛からの「心の解放」を終着点としている唯一の漢方薬剤師。

血流を中心にすえた西洋医学、漢方医学、心理学の3つの視点からの総合的なアプローチは評判を呼び、自身の薬局で扱ってきた不妊、うつ、ダイエット、自律神経失調症など心と体の悩みは5万件を超える。地元島根はもとより全国、海外からも相談があり予約がいっぱいの状態が続いている。

不妊相談では9割が病院での不妊治療がうまくいかず、来局されるケースであるものの、2009年以降に寄せられた妊娠報告は、累計1600名を超える。

また、日本漢方薬膳協会の代表理事にも就任し、広く漢方薬膳の知識を広め、より多くの女性にしあわせと笑顔を届けるために奮闘中。

『血流がすべて解決する』『血流がすべて整う食べ方』（ともにサンマーク出版）はシリーズ30万部を超えるベストセラーとなった。

・堀江薬局オフィシャルサイト　https://www.funin-kanpo.com
・一般社団法人日本漢方薬膳協会　https://kanpo-yakuzen.org

血流がすべて整う暮らし方

2019年11月30日　初版発行
2021年5月30日　第6刷発行

著　者　堀江昭佳
発行人　植木宣隆
発行所　株式会社 サンマーク出版
東京都新宿区高田馬場2-16-11
(電)03-5272-3166
印刷・製本　中央精版印刷株式会社

ISBN978-4-7631-3774-6　C0036
ホームページ　https://www.sunmark.co.jp